犯人は私だった！

医療職必読！

「平穏死」の叶え方

長尾和宏

医療法人社団裕和会理事長
長尾クリニック院長

はじめに

超高齢社会を迎え、世の中には「穏やかな最期」を望む声が多くある。それを実現するための書籍が多くの市民に向けて出版されている。あくまで患者としての心構えを説く書籍である。一方、医療・介護の現場でそれぞれのプロが「即戦力」として使えるツールは意外と少ない。たくさんの情報媒体があるにもかかわらず、相変わらず「いくら読んでもよくわからない」という声が医療現場には少なくない。

そんな中、私自身この3年間、無我夢中で人生の最終段階の医療に関する一般書を書いてきたが、市民に向かっては書けなかったことが多くある。また、「ここまで書いたら同業者(医師)が嫌な思いをするんじゃないか」と書くことを遠慮した部分も正直、あった。

しかし、最近、『嫌われる勇気　自己啓発の源流「アドラー」の教え』(ダイヤモンド社)という本を読み啓発された。つまり「自分もいい歳(現在57歳)になってきたことだし、そろそろ嫌われる仕事もしなければいけない」と思い直したのだ。実はそれが、本書を執筆することとなった出発点である。格好良く言えば、「穏やかな最期を迎えたい、と望む患者さんのためになるのであれば、そして医療現場のプロが助かるのであれば、一町医者が嫌われても全然いいいんじゃないか」と思うようになった。

本書は多くの患者さんの「穏やかな最期」という願いを、医療者としてどのようにすれば叶えることができるのかをテーマとした医学書・専門書である。しかし人生の最終段階に寄り添うのは、なにも医師だけではない。病院ではチーム医療のスタッフがおり、在宅では約20職種あると言われる多職種がおり、できればこういった多くの医療・介護を提供する側の「プロ」に読んで頂きたい。したがって専門用語を避けて、できるだけ平易な表現を心がけた。

「専門書にしてはくだけすぎている」というお叱りを受けるかもしれない。しかし、これまで一般書に書いてきた内容のエッセンスも含め医療者・介護者に伝えたい。そして「穏やかな最期」を迎えたいという患者さんの要望にどう応えるべきかを各章末にポイントとしてまとめてみた。

あくまでも一町医者の個人的な見解にすぎないので、願わくば本書をたたき台として全国の医療・介護現場で議論を重ねてほしい。つまり、本書が終末期や死をタブー視せずにしっかり向き合うことの出発点となれば幸いである。

平成27年9月　長尾和宏

目次

第1章

今、なぜ「平穏死」なのか

正答率はたった2割

最近、医療者を対象にした講演会で、冒頭に必ずしている質問がある。

「日本では今、年間約120万人が亡くなっています。この年間死亡者の総数は年々増えていると思いますか？　それとも減っていると思いますか？」

二者択一の単純な質問だ。当然答えは「増えている」である。現在年間120万人強がお亡くなりになっている。それが2025年ないし2030年には160～170万人になると推測されている。だからこそ、「死に場所がなくなる、大変だ！」と、国が中心になって地域包括ケアシステムや在宅医療の重要性を謳っているのだ。

ところが、大学病院や専門病院のような、専門医しかいない高度急性期病院で、医師に対して前述の質問をすると、**なんと半数以上、時には8割の医師が「減っている」のほうに手を上げる**。正答率はたったの2割。一方、老人会で同じ質問をすると、逆に8割が「増えている」に手を挙げる。つまり、**患者の8割が正解し、医師の8割が間違う**というのがこの質問だ。ときには、◯◯センター長、病院長といった指導的立場の先生方まで堂々と「死ぬ人の数は年々減っている」に手を挙げることもある。

その理由を問えば、単純明快だ。「医学が発達しているのだから、人間はそう簡単に死なないはずだ」といった回答がお決まりのように返ってくる。なるほど……。

同じように、当院に研修に来た若い医師に質問をしても、皆、「そりゃ減っているでしょう！」と答える。医学が発達して死さえも克服できるようになった、と信じているのだろうか。

当たり前だが、**医学が発達しようがしまいが、医療があろうがなかろうが、人は100％死ぬ**。この世に生まれた人はいずれ死ぬということは永遠に変わらない真理だ。そして高齢化が進み、高齢者の割合も、高齢者の実数も増えているのだから、しばらくは死ぬ人の数が年々増えるのは当然のことであろう。しかし、そうした単純な事実さえ医師が間違える。だから研修でも講演会でも、そんな当たり前のことから話しはじめるようにしている。

「タシシャカイ」という言葉を使うと、研修医に「どういう漢字ですか?」「どういう意味ですか?」と聞かれる。「多死社会、死が多いということだ」と説明を加えなければならない。さらに、「なぜですか?」と聞かれれば、「人口構成が変わって、高齢者が増えているから」と当たり前のことを繰り返し説明している。

死に関して、9割の医療者はほとんど知らない。知らないまま、人生の大先輩の終末期をコーディネートしている。そして医師自身も、同様に、管だらけになって「死についてを知らない、考えたことがない若き医師」に看取られて亡くなるのだ。これでいいのだろうか? 医師はそれでいいかもしれない。しかし穏やかな最期を望む患者さんの想いと医師の想いがかい離してしまうと、医療不信を通りこして医療否定にも行ってしまう。

「上から目線」の医療が、患者の不満をつくっている

2012年に『「平穏死」10の条件』(ブックマン社)という本を出した際、たくさんの反響があった。多くの医師にも読んでもらいたいと思って書いた本だが、大半の医師は現在も無関心で、読んで頂き賛同してくれたのは半数以下だった。そして、何人かの医師からは「なぜ、こんな本を出したんだ?」と責められた。

ある病院の院長には、「1分1秒でも長く生かすのが医者の使命じゃないか。うちの病院では100歳の末期がんのおばあちゃんでも全員に人工呼吸器をつけて長生きさせる。それが良い医療であることも、君はわからないのか?」と怒鳴られた。また日本のがん医療界のトップからは、「長尾君、医者が死の本を書いたらいけないよ」と、いさめられた。

さらに日本の医療界のトップからも、マスコミも入ったある講演の場で、「長尾先生の言っていることは間違っている」と名指しで非難された。次のように考えを述べられたのだ。

「私がヨーロッパに留学していたとき、がんで危篤状態の患者がいた。DIC(播種性

血管内凝固症候群）を起こしていて、私は〝DICの治療をすれば1日か2日は命を延ばせる〟と主張したが、他のスタッフは〝あとは神に召されるのを待つだけだ〟と言い、ただ見守るだけだった。私は欧米のそういう考え方は間違っていると思う。1秒でも長く生かすことが医者の使命じゃないか。だから長尾君が言う平穏死も間違っていると思う」と。

自分がされて嫌なことは患者にもしない

9割の人が穏やかな最期を望んでいても、現実は、その最後の願いが叶っていない。医師は、病院で管だらけで亡くなっても、患者や家族は満足していると信じている。家族が「できることのすべてを尽くして頂き、ありがとうございました」とお礼を言ってくれるからだ。だから「自分は良いことをした」と思うのだろう。

私もかつては（20年以上前まで）そうだった。しかし、20年前に開業して在宅医療に携わるようになって、「あのお礼は義理で言っているだけだった」と気がついた。病院の場合は、お礼を言われるのは、亡くなったその瞬間だけだった。一方、在宅医療では、何年経ってもお付き合いが続く。特にグリーフケアと銘打つこともなく、定期的に看取った患者さんの家族との交流会を開いている。クリニックが行う催し物にも家族が参加してくれる。在宅が御縁で、残された家族と一生のお付き合いになることが実に多い。勤務医時代とは、感謝のされ方がまったく違うと、日々感じている。

「自分がされて嫌なことは患者さんにもしない」というのが、私のポリシーだ。自分の身内だったら同じ治療をするのか、自分だったらその治療を受けたいか、常に立場を逆転して考えるべきだ。たとえば、胃カメラを初めて後輩にしてもらったときのあの苦しさ。自分が受けてみたら、想像以上に苦しかった。「やる」のと「やられる」のはまったく異なっていた。大袈裟に言えば、別世界に感じた。

「上から目線」という言葉があるが、**医療は常に「下から目線」であるべきだ**。下から目線とは、「自分だったら」「自分の身内だったら」と置き換えることだ。しかし、「患者には胃ろうをしているけれど、自分の親には絶対にしない」「患者には抗がん剤を勧めるが、自分だったら受けない」など、家族にはしないこと、自分だったら選ばない治療を患者さんにする医師は残念ながら少なくない。もちろんその理由の大半は訴訟恐怖であろう。そうした現実があるからこそ、患者の不満がマグマのように溜まっているのだろう。最近、医療や医師を否定する書籍が飛ぶように売れているのは、溜まりに溜まった不満の表れなのだろうと分析している。

生を学ぶ前に、死の授業を

日本の医学教育では、死の教育はほとんど行われない。私も医学生時代、死の教育を受けた記憶はほぼない。最近では、医師国家試験で死に関連する問題が出たり、医学部の入学試験に拙書『「平穏死」10の条件』や『家族が選んだ平穏死』が使われたという話も聞く。しかしどうやらマニュアル化された模範解答が用意されているそうで、「なぜ、平穏死なのか」という本質が問われることはまずない。だから、死を考えるきっかけもないのだろう。それよりも医師国家試験に合格するほうが優先する。

新臨床研修医制度においても、地域医療研修の一環で希望者は在宅医療の研修を受けるが、全研修医に義務づけられているわけではない。私は、本来は、「死」について学んでから、「生」を支える医学を学ぶべきだと思う。死というゴールは必ずあるのだから、そこから生を考えるのが本来の医学ではないだろうか。

ところが、日本の医学教育では死や終末期、在宅医療に関するカリキュラムがないため、医学界で高名な医師からも、「自分の親が認知症になって、胃ろうをするかどうか悩んでいる」「妻が末期がんで、家で暮らしたいと言っているのだが……」などの相談をよく受ける。いくら高名な医師であっても、自分自身や家族が、いざ、終末期になったらどうしたらいいのかまったくわからない、がんの専門家であっても病院での最期しか知らない、というのが現実だろう。

一方、台湾では、たとえば仁徳医専という医療者を養成する専門学校（学生数7000人）には「死亡体験カリキュラム」が用意されている。10代の学生たちが2日間かけて、死について学んでから臨床医学を学ぶのだ。2014年夏に日本人の医師として初めてそこを見学した。

「死亡体験カリキュラム」を教える館では、いきなり自分自身の葬式を体験することから始まる。死に装束や遺影の撮影、遺言書の作成、遺言書を読み上げながらの入棺などを体験しながら死について深く学ぶ仕組みになっていた。数台ある豪華なお棺は、台湾の教育部（日本の文科省にあたる）がお金を出しているそうだ。「死亡体験カリキュラム」を体験した生徒たちは全員たくさんの涙を流し、後日分厚いレポートを書く。世界観が変わるらしい。そうした原体験があることで、その後、医学を真面目に一生懸命に勉強するという。まさに死の教育から医学教育が始まることを知り驚いた。

一方、日本では、死について学ぶ機会もないまま、医学部1年次にいきなり遺体解剖に入る。私も医学部1年生のときに解剖実習を受け、死んだ人間に初めてメスを入れた。こんなことをして良いのだろうかととまどったことを覚えている。それはそれでインパクトがあった。しかし本来なら、尊いご遺体にメスを入れる前に、死ぬとはどういうことなのかから学ばなければいけないのではないだろうか。

第1章のポイント

- 8割の医師が「日本の年間総死亡者数は年々減少している」と答えた現実。
- 「1分1秒でも長く生かす医療」から、「穏やかな最期を支える医療」への転換が求められている。
- 上から目線の医療から下から目線の医療へ。
- 医学教育が死の教育から始まると医療は変わる。

第2章

「穏やかな最期」とは何か

笑えること、食べられること、移動できること

患者さんから「穏やかな最期を迎えたい」と望まれたとき、医師はどう応えているのだろうか。患者さんが望む「穏やかな最期」とははたして具体的にどんな状態を指すのだろうか。おそらく意識がないのに管だらけになりたくない、そんな思いだろうか。はたして本人とそんな問答をしたことがあるだろうか。

当然ながら、「穏やかな最期」のイメージは人それぞれだろう。年齢や病態によって、「管一本ない」というイメージだけでは、現実には無理があるかもしれない。また死に方だけが単独で存在するわけではなく、その人が生きたいように生きられた先に死があれば、それは満足、納得がいく最期と言えよう。そうした状態が「穏やかな最期」だと言えるのだろうが、どうすればそれが叶うのだろうか。

じっと寝ているのが「穏やか」だと考える人もいれば、最後の最後まで働きたいという人もいるだろう。「舞台の上で死ねたら本望」と広言している役者さんにとっては、最期まで舞台に立つことがその人にとって「穏やか」かもしれない。つまりは、何を「穏やか」と感じるかは、その人の生き方次第で大きく変わる情緒的な形容詞にすぎない。

私自身は、「**患者さんが笑っているかどうか、食べているかどうか**」を大事にしている。笑みがこぼれるということは、そこそこ満足しているのだろう。またALS（筋萎縮性側索硬化症）などの神経難病等の病態を除き、「食べられるかどうか」もとても大事だ。食べることは人間の基本だからだ。最期まで残る、究極の人間の尊厳だと思う。にもかかわらず、「**まだ十分に食べられるのに食べさせない医療**」が公然と行われている。誤嚥性肺炎による訴訟リスクが常在するからだ。

しかし、そうした上から目線ではなく、当事者ならどう言うのだろう。「どうせ間もなく死ぬんだから少し食べさせてくれ」というのではないだろうか。もし患者への指示を自分だったらどう感じるか、想像してみてほしい。もし「明日から一生、死ぬまで食べられなくなったら？」と考えてみてほしい。絶望的な気持ちに陥るはずだ。

一方、**胃ろうにしたほうが誤嚥性肺炎のリスクが高まる**ことが最近、明らかになった。誤嚥性肺炎の原因は、食物塊の誤嚥ではなく、夜間における口腔内雑菌の不顕性誤嚥であることが明らかになっている。胃ろうを造設しても胃内容物が喉まで逆流するし、口腔内の雑菌は激増する。もちろん胃ろうで元気になり再び食べられるまで回復する人はいくらでもいる。

もう一つ、「**移動できるかどうか**」も大切だ。これも、究極の人間の尊厳だと考えている。動物という字は、「動く物」と書く。人間も動物なのだから、移動ができてこそ、尊厳があると言えるのではないか。旅行や外出は、実は、在宅療養でも病院療養においても、最も大事なことだ。しかしながら、医療者はややもすると患者を箱に閉じ込めたがる。そもそもなぜ、人は罪を犯せば牢屋に入れられるのだろうか？「**監禁＝移動という尊厳を奪うこと**」が人間にとって一番つらいことだからだ。しかし病室に閉じ込められ、ベッドに寝ている患者を見て、「穏やかだ」という医師がいる。「穏やか」とは本人が満足、納得して笑顔があること。医師が穏やかなのではなく、患者本人が満足し、穏やかな気持ちになれることだ。私は、穏やかな最期とは、むしろ動的なものだと思っている。そして、移動できることが「穏やか」の条件である。

たとえば私が診ている患者に、99歳の寝たきりのおばあちゃんがいた。その患者さんが、介護者や介護職、高齢者のためのつどい場を運営しているNPO法人つどい場さくらちゃん主催の沖縄ツアーに行くというので、私も一緒について行った。要介護5の寝たきりと言っても、車イスには乗れる。車イスに乗れれば、移動はできるし、旅行もできるし自分の手づかみで食事もできる。外食もできるし酒も飲める。その患者さんも、飛行機に乗ると、車窓から見える風景に目を輝かしていた。そして2015年の正月はその患者さんと一緒に迎えた。かなり衰弱して、もはや手づかみで食べることもできなくなった。いつ亡くなってもおかしくないほどの弱りように変わってきた。老衰である。

多くの医師は、そうした患者さんを前にすると「終わりが近いから安静にしていなさい」というだろう。私はむしろ逆だと思う。**その人に笑顔があるなら、たとえ死がせまっていてもどんどん外出するべきだ。**終わりが近いからこそ、町中を移動して楽しまなければいけない。患者さん自身が人生を最期まで満足できるように、人間の尊厳をしっかり保てるように寄り添うことが、医療者の役割だろう。

基本的な尊厳の上にこそ、穏やかな最期がある

人生の最終章における人間の尊厳とは、「食べること」と「移動すること」であると考える。もう一つつけ加えるなら、自力排便、自力排尿、すなわち「排泄の尊厳」をどこまで保てるかも大事な観点だ。神経難病や重症脳梗塞や脊椎損傷等の病態を除き、人生の最終章にたとえ寝たきりになったとしても、浣腸や摘便、オムツはできるだけ避けたい。仮に避けられないにしても、最短の期間にとどめるべきだ。そのためには様々な介護技術が模索されている。どんなに偉そうなことを言っても人間、最後はウンコ、シッコなのだ。

たとえば、「便秘薬」について深く学ぶことも大切だ。たかが便秘、されど便秘。高齢化に伴う慢性便秘は奥が深い。あるいは薬物性、たとえばオピオイド使用に伴う便秘症にきめ細かく対応できなければ、QOLが低下し穏やかでなくなる。2012年に、「ルビプロストン（商品名アミティーザ）」という慢性便秘症の治療薬が出た。日本では長い間、酸化マグネシウムが主役であったが、多量に使用すると高マグネシウム血症による認知症状が懸念される。今後、高齢者における便秘薬の使い方は研究の余地がかなりある。

排尿においては、病態によっては早くから自己導尿や尿道カテーテルが必要になることもあるが、誰しもできるだけ最期まで自分でトイレに行き排尿したいものだ。認知症で要介護5の100歳であっても、上手に介護すればオムツの期間をたった1〜2日間だけにすることは可能だ。

ベッド上で排便、排尿をしたことがある医師は、はたしてどれだけいるのだろうか？試してみたらすぐにわかるが、おそらくベッド上での排尿は難しい。多くの人はできないだろう。オムツがダメなら尿道カテーテルがあるじゃないかと考える医師が多いだろうが、間違いだ。安易な膀胱カテーテルは高齢者医療においては慎まなければいけない。ある泌尿器科医の研究によると、病院で入れられている膀胱バルーンを精査すると、そのうち3分の1は不要であったそうだ。3分の1の管は医療者の都合であった。管はあくまでも次善の策と考えるべきである。

医師がめざすべきは、できる限り最期まで自力での排尿・排便を支援することだ。排便や排尿の尊厳を念頭に置かなければ、穏やかな最期とは言えない。食べるという尊厳、移動するという尊厳、自力排便・自力排尿という尊厳にこだわってこそ、穏やかな最期がある。

さらに我々は何のために人生を送っているのかと言えば、「楽しむため」ではないだろうか。趣味や生きがい、人付き合い、仕事……など、楽しむものは人それぞれだが、楽しみがあるからこそ生きているというのは病んでいる人も死にいく人も同じだ。それは、死にいく人も同じ。日々の生活を「楽しむ」ということを最後の最後まであきらめないことが大事だ。

「穏やかな最期」というのはなんだか、理想論のように感じるかもしれない。しかし、決して理想論ではなく十分に実現可能であることを私たちは知っている。日本は「穏やかな最期」を裏打ちする医療制度を有している。1960年（昭和35年）以来、国民皆保険制度を50年以上にもわたって維持している。しかも、医療レベルは世界でもトップクラスだ。国民の誰もが高い水準の医療を受けられるという点では、世界一と言えるだろう。しかも、緩和医療、緩和ケアの技術も世界でトップクラスだろう。モルヒネや医療用麻薬、麻薬に類する薬剤など、様々な緩和薬を開業医でも、在宅でも使えるのだ。さらに、スピリチュアルケアワーカーなど、終末期を支える専門職の育成も盛んになってきた。

穏やかな最期が必ず叶う環境、条件は既に存在する。ところが現実的には、緩和医療や緩和ケア、専門職によるサポートにうまくつながらないケースがある。「穏やかな最期」

を理解している在宅医や多職種に出会えば叶うのだが、そもそも病院から在宅医療にスムーズにつながらない現実もある。つまり**専門職の勝手な先入観や誤った思い込みが患者さんの尊厳を損ねている場合が多くある。**「穏やかな最期」を邪魔しているのは誰なのか、多職種でじっくり話し合う機会を設けることも大切だ。

第2章のポイント

- 胃ろうにしたほうが誤嚥性肺炎のリスクが高まることがある。
- しかし胃ろうで再び元気になり食べられるようになる人もいる。
- 人間の尊厳とは食べる、移動、排泄にある。
- 緩和ケアが穏やかな最期の土台である。

第3章

「犯人は私だった！」──気づくことからすべては始まる

私は11年目に気がついた

平穏死できないのは、単刀直入に言えば、実は、そこに医師がいるから、だ。つまり、犯人は私だったのだ！

私は医師になって11年目に、そのことに気づいた。いや、ひとりの患者さんに身をもって気づかせて頂いた。当時、消化器内科の勤務医として、多くの消化器系の患者さんを中心に診ていた。あるとき、50代の末期の食道がんの患者さんの担当医になった。食道が数cmにわたり全周性に狭窄しており、もはや内視鏡は通過しない。ガストログラフィンによる食道造影でも微かに通過が可能、つまり砂時計状態だった。既に縦隔リンパ節にも転移して栄養状態も悪く、もはや三大治療（外科治療、化学療法、放射線療法）の適応なしと診断された。

　その患者さんは、もはや固形物は受けつけず、1日にコップ1、2杯の水をゆっくりゆっくりと飲めるだけ。食道ステントを入れれば固形物も少しは食べられる。食べられなくなったら、高カロリー輸液で栄養を入れなければ1～2週間で死んでしまうというのが私の常識で、患者さんにそう説明した。しかし彼は私が提案するすべての提案を「やりません」と、拒否された。

　その患者さんの意志は固く、主治医だった私は何もできないまま、ただその患者さんの様子を見守ることになった。1日数百mlの水分だけで、カロリーはほぼゼロだから、2、3週間でお別れになるだろう。そんな予想に反して、1カ月経っても、そして2カ月経っても、患者さんの様子は体重減少以外に大きく変わらなかった。相変わらず昼間は院内をウロウロと歩き回っている。そして自然経過に任せて約3カ月後、スッと亡くなった。ベッドに寝ついたのは最期の2～3日だけだった。呼吸苦も痛みもなく、酸素もモルヒネも要しなかった。それまでほぼ全例にみられた吐血や下血も一切なかった。驚くほど穏やかな最期だった。

　当時は、平穏死などという言葉はない。自然死という言葉はあったのだろうが、意識したこともなかった。1日500㎖程度の飲水だけで3カ月も元気で生きた先にある「管一本ない」旅立ちだった。今思い返すと、その患者さんが、私に初めて平穏死というものを見せてくれた患者さんだった。終末期以降を自然な経過に任せて私が余計なことをしなければ、こんなにも穏やかにスッと亡くなるのか。逆に言えば、**患者さんを苦しめていたのは、医師である自分だったのか——。そう気づくのに11年もかかった。実は「平穏死」という造語の産みの親である石飛幸三先生もおそらく40年ほどかかったのだろう。**病院の世界に身を置き、最期までいろいろな処置で病態を追いかけていると、一番大事なことに気がつかなくなる。

11年目にしてそうした気づきを得た翌年に阪神大震災があった。被災地の中心の病院で様々な経験をしたが、思うところあってその年の6月に尼崎の地で開業医に身を転じた。

最初に在宅医療で看取ったのは、クリニックが入っている商店街の店主さんだった。肝硬変から肝臓がんで入退院を繰り返しておられたが、その合間に強ミノの点滴に通って下さった。しかし数カ月後には、腹水が溜まり黄疸が出て数百mの距離の通院ができなくなった。当時（1995年）はまだ往診という言葉しか知らなかった。毎朝、通勤の途中に家を訪問して、アミノレバンを２００㎖だけ点滴するという日々が続いた。腹水ではち切れそうなお腹も腹水穿刺が面倒なので抜かずにいたら、自然な脱水と相まっていつしか消退傾向となった。それまで経験した肝硬変やがんの終末期には全例、高カロリー輸液を行っていたが、在宅なのでＩＶＨ穿刺が面倒なこともあり２００㎖の末梢点滴で誤魔化していた。しかし後から振り返るとこれが〝勝因〟だったようだ。在宅になってから予想に反して長生きされた。食事が徐々に細くなったが、腹水穿刺も一度もしないまま利尿剤の経口投与と注射だけで経過した。肝性脳症にも陥らず、最期の時の2日前までトイレへ歩いて行っていた。そしてこの方も穏やかに管一本なく、旅立たれた。私は大阪大学第二内科消化器研究室の関連病院などで肝硬変や肝臓がんの終末期の方を、何百人か診てきたが、初めて吐血せず、輸血もせず亡くなられた方であった。それまで病院で診てきたたくさんの患者さんにはないまったく初めての経験だった。**終末期に堂々と「待つ」ことができた**のも、医師になって12年目だった。今思い返すとこの方が、在宅での看取り第一号であったが、同時に在宅での平穏死第一号でもあった。

以来、約８００人以上の患者さんを在宅医療で看取ってきたが、ほぼ全員が、平穏な最期だった。点滴や酸素や経鼻胃管などの様々な管とはほぼ無縁である。少なくとも管だらけという人はひとりもいない。病院で看取った患者さんは皆、最期は管だらけになったが、家で看取らせて頂いた患者さんは管一本ないことがほとんどだった。

- **管だらけと、管がない看取り。**
- **溺れる最期と、枯れた最期。**
- **セデーション（鎮静）での最期と、1時間前まで意識がある最期……。**

何から何まで天と地ほど違っていた「延命死」と「平穏死」。

勤務医時代は、「がんという病気のせいで最期は苦しいものだ」と思っていたが、実際は、平穏死を知らない私が患者さんを苦しめているだけだ。**犯人は、病気ではなく私だったのだ！**　こうハッキリ言えるまで、結局、さらに10年以上を要したが、自信を持って言えるほど経験を積むことができた。

なぜ、死ぬ日まで抗がん剤を打つのか？

こんな患者さんもいた。在宅療養を受けながら、介護タクシーで大病院に行って抗がん剤治療を受け続けていた患者さんだ。その方は、がんセンターで抗がん剤治療を受けて家に戻ってきたその日に亡くなった。タクシーを降りてから外来棟まではストレッチャーで運ばれるほどに体力が落ちていたにもかかわらず、死ぬ日まで抗がん剤を打ち続けたのだ。

亡くなった後、家族に「どうして最期まで抗がん剤治療を受けていたのですか？」と聞いたら、「医者が〝もう来なくていい〟と言ってくれなかったから」と言い、医師に聞けば「家族が連れてきたから打った」と答えた。お互いに判断を相手に委ねていたのだ。

そういう病院や医師には「終末期」という概念がないのだろう。ちなみに、終末期という言葉は、差別用語にあたるという理由で「人生の最終段階」という言葉に置き換えられたが、言葉狩りばかりが先行してまったく内容を伴っていない。この本ではあえて「終末期」という表現も使わせて頂く。

人生の最終章（終末期）は、医学的な数字では上手に定義できない。エビデンスが重視される医学、科学の世界では、数字で示さないものは認めないという傾向があるが、人生の終わりだけは数値化された絶対的な指標はない。実は終末期とは相対的なもの、時には主観的なもので、絶対的なものではない。「不治かつ末期」の状態のこと。つまり、死期が近いということだが、「死期が近そうだ」とはわかっても「〝どのくらい〟近いのか」は誰にもわからない。正直なところ、私自身もこれまでに、「あと1時間ほどで亡くなられると思われます」と家族に告げて、その後、3年生きた患者さんもいた。逆に、「あと3カ月」と余命宣告をした1時間後に息を引き取られた患者さんもいた。恥ずかしい話だが、それほど余命宣告はよく外れる。だから、終末期を数字でもって定義することはできない。

しかし、定義できないから終末期は存在しないのかというと、決してそうではない。95％の人には終末期がある。終末期を経てから死を迎える。なぜ「95％」なのかというと、残りの5％は突然死であることがわかっている。事故や災害で命を落とす方には当然、終末期はない。あるいは、心筋梗塞や脳梗塞で突然発作を起こし、その場で亡くなった人にも終末期はない。しかし、95％という大半の人には終末期がある。ところが、終末期は確かにあるのに、リアルタイムでは気づかず、後から振り返って気づくことが多い。だから、最期の日まで抗がん剤を打ち続けるような事態が起こるのだ。

終末期は後から気づいたのではダメで、流れの中で患者さんも家族も医師もリアルタイムに〝感じる〟ことが大事である。当然、医療者も感じるべきだと思うが、多くの場合、言いだしっぺは患者さんであっていい。

動物のゾウであっても、死期が近くなれば自分で墓場に行くという。ネコも死期を悟ると姿を消すと昔から言われている。人間も同じように死期が近づくと〝感じる〟ものだ。在宅で診ている独居の認知症の方であっても、「先生、もうお陀仏だわ」「もうお迎えが来た」などと言って死んでいく。終末期は患者さんが感じることが大事。だから医療者は、「そろそろかなと感じたら、言ってね」などと、ある程度元気なうちから本人や家族に話しておくといいだろう。患者さんの自己決定をサポートする姿勢をとってほしい。そして、患者さんや家族が終末期のことを話し出しやすい雰囲気をつくるのが、医療者の役割である。

患者さんがどう感じているのか、家族がどう感じているのかにしっかり耳を傾けてほしい。ところが、今の医療の現場、もっと言えば病院医療の現場はそういう配慮がない。医療者主導で、強制的にレールが敷かれ、患者さんはそのレールに自動的に乗せられて、最期は管だらけになって死んでいく。家族は、患者さんが死んでから、「ああ、あのときに家に帰して好きなことをやらせてあげればよかった」「好物を食べさせてやればよかった」という後悔が残り、それが怨念のように積み重なった結果、「医療否定本」が飛ぶように売れるのだ。

親の人生の最期に「最高の医療」とは？

「終末期はまず患者が感じるもの」と書いたが、**一番往生際が悪いのは医者・坊主・教師、というのが「世間」の定説である。**

あるとき、90代の医師（大病院の元病院長）が慢性腎不全で人工透析をしないと死ぬという状態に陥った。家族に無理矢理病院に入れられて一度だけ透析を受けたそうだが、本人が「透析は絶対に嫌だ！」と暴れて家に帰ってきたそうで、私に在宅主治医を依頼された。その年輩の医師（患者）は、「**お前は安楽死させる医者なんだろう？ 殺せ、殺せ**」と無茶なことばかりを言っていた。そんなことを言いながらも元気に毎日ご飯を食べていた。病院の腎臓専門医からは退院時に「あと1週間」との余命宣告を受けていた。しかし1カ月経っても状況はまったく変わらない。2カ月経っても訪問すると食卓でおいしそうにご飯を食べている。しまいには、たまりかねた奥さんが「先生、主人はいったい、いつになったら死んでくれるんでしょう……」と涙ながらに漏らしたほどだった。

その患者の家族は、子どもも孫も医師だった。あるとき、遠方で病院を経営している長男が現れ、「考えてみればこれまで親孝行をしてこなかったので、最期くらいは自分の病院で最高の医療を受けさせたい」と真顔で言われた。「では、お父さんにそのように自分から言って下さい」と告げたものの、「いいえ、親父は家がいいというので、先生から言って下さい」と。そんな問答をしているうちに、結局、なんと腎臓専門医の余命予測を大きく外れて3カ月も経過した。そしてある日、**「朝起きたら死んでいた」**というパターンで長年住み慣れた自宅のベッドで平穏死された。

主治医に「安楽死の注射で殺せ、殺せ」という親、一方「親の最期ぐらいは最高の医療を受けさせたい」という息子。どちらも世間的にはとても立派な医師だ。しかし一般の人がこの話を聞けば、笑い話ではないだろうか。**そもそも最高の医療とは何か？ もう終わりが近いとわかっていながらも、管だらけにさせることが最高の医療なのだろうか。**自分の親でさえも、管だらけにさせることが最高の医療と信じて疑わない医師も世の中にはごまんといるのだと、今さらながら考えさせられた。

他人の死はよく知っていても、自分が死ぬことなんて真剣に考えたことがないのが、大半の医師だろう。だから、自分のこととなったら、大慌てする。死を三人称としてしか考えたことがなかった医師が、ある日いきなり一人称、二人称の死に直面すればどうなるのか。慌てふためき、これまで自分がやってきたことと同じ道を歩むことが多い。専門分野が違えば権威主義に頼らざるをえない人が多い。勤務医時代に患者さんと同じように、あるいは患者さん以上に管だらけになって旅立たれた大先生の主治医に何回かなったことがあるので本当の話である。別に管だらけでもいいじゃないか、家族が満足ならそれでいいじゃないかという意見もあるだろう。しかし毎日気管切開や人工呼吸器のお世話をしていて正直、本人はさぞかし無念だろう、と想像したのは事実である。

9割の医師は「平穏死」を知らないまま、自分も「延命死」している

9割の医師は、一生平穏死というものを知らないまま死んでいく。人の最期は、病院に入れられて、管だらけになって逝くものと思い込んでいる。以上は私の個人的な体験だ。

私が医師になって2、3年目の頃、当時勤めていた病院に、権威のある有名な先生が入

院していた。厳しい先生だったのに、すっかり弱って管だらけになっていた。なぜ、こんなにも偉い先生がチューブ人間にならなければいけないのか、そして、なぜ若輩者の私が管だらけ人間になった大先生をお世話しなければならないのか、違和感を抱いたことをよく覚えている。

前述したように、病院で、管だらけになって死んでいった医師をたくさん見てきた。皆、管だらけの最期しか知らなかったのだろう。だから、自分自身のときにもそうした最期になったのだろう。

さて、**読者の皆様は自分自身の死を考えたことがあるだろうか。**死は決して高齢になってからだけ訪れるものではない。先日、私の同級生の医師が死んだという連絡を受けた。少し前に一緒に飲んだばかりだったこともあり、非常にショックを受けたが、死は誰にでも訪れるものだ。もちろん、患者にだけではなく、医師にも訪れる。医師は当直などで無理をしている分、寿命が短いといわれる。自分のためにも、患者さんのためにも医師が一番死のことを考えなければいけないにもかかわらず、死の問題を一番考えていないのが医師ではないだろうか。

したがって本書は、患者さんの「穏やかな最期を迎えたい」という願いを叶えるためのハウツー本であるだけではなく、皆様自身の最期を考える本でもある。皆様は、間違いなく現在（２０１５年）よりも多死社会の中で自分の死を迎えることになる。しかも医学は日進月歩で発達する。ｉＰＳ細胞による再生医療の飛躍的発展、アンチエイジング医学の進歩、分子標的薬のめまぐるしい進歩など医学の進歩を享受しながら最期を迎えることになる。こうした治療の〝やめどき〟が現状以上にわからなくなる中での最期となることを考えておくべきであろう。

第３章のポイント

- 「平穏死ができない理由は自分にあった」と医師が気づくことからすべては始まる。
- 終末期の定義は難しい。できれば医療者ではなく、患者さん自身や家族にまずは感じてほしい。
- ９割の医師は平穏死を知らないまま、自分自身も延命死している。

第4章

「平穏死」とは

「平穏死」とは枯れて死ぬこと

「『平穏死』とは何か」というのがこの章のテーマだ。さっそく、答えを言ってしまうと、平穏死とは、人生の最終段階以降に過剰な医療を控えて自然な経過に委ね緩和ケアを受け、その結果穏やかな最期を迎えること、だ。自然死や尊厳死とほぼ同義語である。市民向けの講演会の場合、あるいは一般向けの書籍では、「平穏死、自然死、尊厳死は同義語である」と伝えている。**しかしより正確に言うと、尊厳死という言葉は、延命治療の非開始のみならず、延命治療の中止、たとえば今行っている胃ろうを中止するといったケースも含めた、やや広い概念である。**

しかし平穏死を理解しないどころか、安楽死との区別がつかない医療者が少なくない。また「平穏死（尊厳死）とは何か？」と患者に問われても、正しく答えられない医師もいる。

繰り返しになるが平穏死とは、皆が終末期だと判断したら不必要な延命治療は行わず、痛みを取る緩和ケアを十分に受けて、人間の尊厳を最期まで保ちながら命を終えること。一方、安楽死は自然の旅立ちまでまだ時間があるのに、医師が処方した薬物を服用して死期を早める行為である。つまり、平穏死（尊厳死）は死期を自然の成り行きに任せるのに対し、安楽死は人為的に死期を早める行為を言う。

平穏死とは、終末期以降は過剰な延命治療は行わず、十分な緩和ケアを受けて、自然な経過に委ねた結果、迎える最期のことだが、これを単純な言葉で言えば、**平穏死とは「枯れて死ぬ」ということに**つきる。枯れるとは、体内の水分含量が減っていくということを指す。

人間は生まれたときには、体重の約8割を水分が占

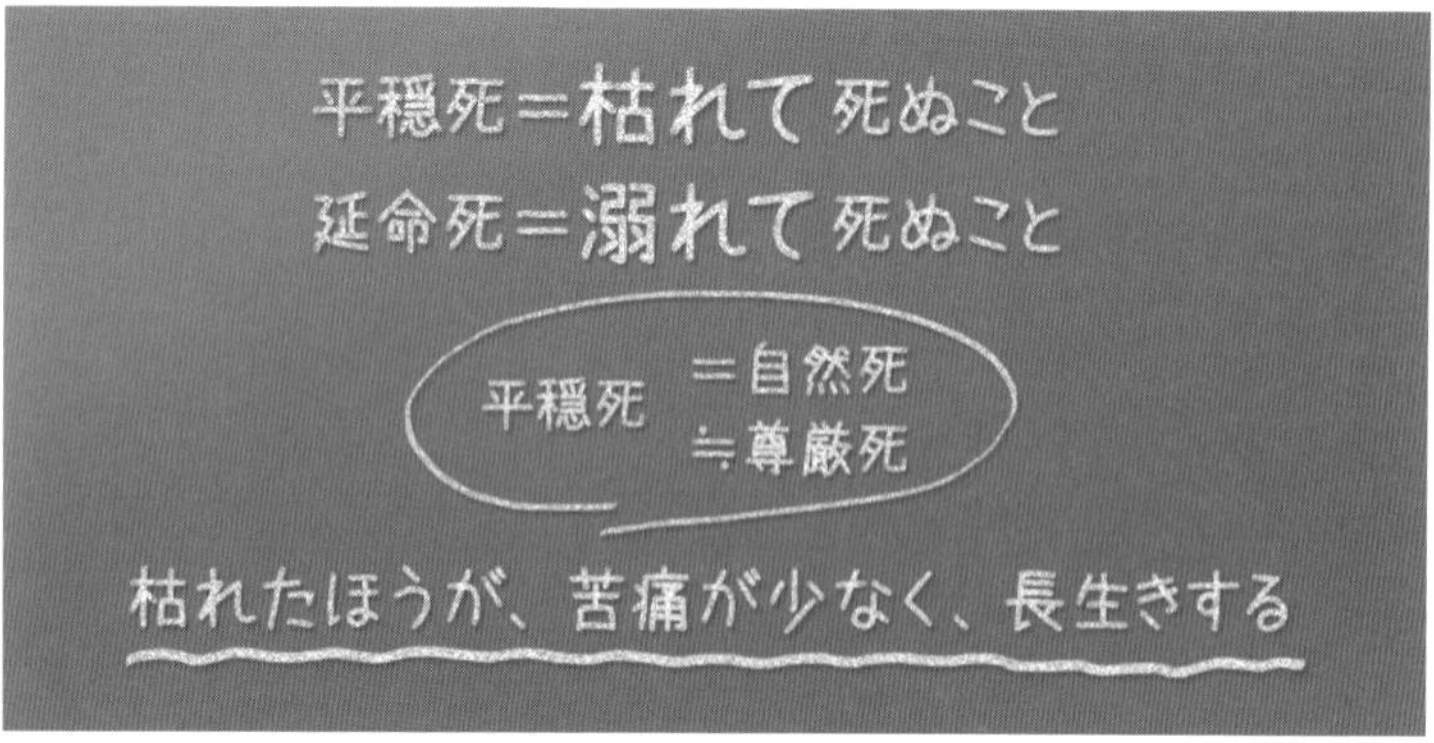

平穏死＝枯れて死ぬこと
延命死＝溺れて死ぬこと
平穏死 ＝自然死
≒尊厳死
枯れたほうが、苦痛が少なく、長生きする

めている。それが、成人すると6割に減り、高齢者になると5割になると言われる。そして平穏死寸前にはおそらく4割にまで減る（私見）。人生とは、水分含量の観点から言えば、80年という長い年月をかけて8割から4割へとゆっくりゆっくり減っていく過程だ。つまり、**人生とは脱水への旅である**。

平穏死寸前の状態のことをよく干し柿にたとえて説明する。干し柿は素晴らしい、と。なぜなら、脱水のため心臓に負担がかからないからだ。心臓も80年間休むことなく動き続ければ、疲れている。誰でも潜在的に心不全になりかけている。もし過剰な水分量を人工的に入れると心臓の仕事量が増えるため心不全傾向になるが、生理的な脱水があると心臓にかかる負担が少なく心不全傾向にならなくてすむ。つまり脱水により心機能が長持ちするという側面がある。

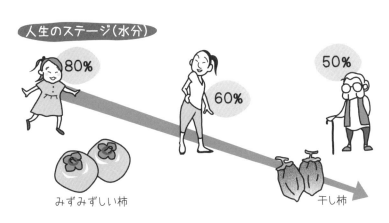

エネルギー効率の観点から見ると、年を取るということはハイブリッドカーになることだ。そもそも高齢になると運動量が減るので、エネルギー需要も減る。そして倹約遺伝子などの働きも加わり、エネルギー効率が良くなる。リッター10㎞しか走らない車が、20㎞走れるように変化するわけだ。そうすると、若いときほどのカロリー量は要らなくなる。逆に、カロリー補給が過剰になると活性酸素が発生して寿命が短くなる。

つまり年を取るということは、「**干し柿かつハイブリッドカーになる**」ことだ。「**終末期の脱水は友**」という言葉での啓発は、徐々に枯れることのプラス面を強調するためだ。終末期以降の自然な脱水は、穏やかな最期を叶えるためには必須であり、実は素晴らしいことだ。

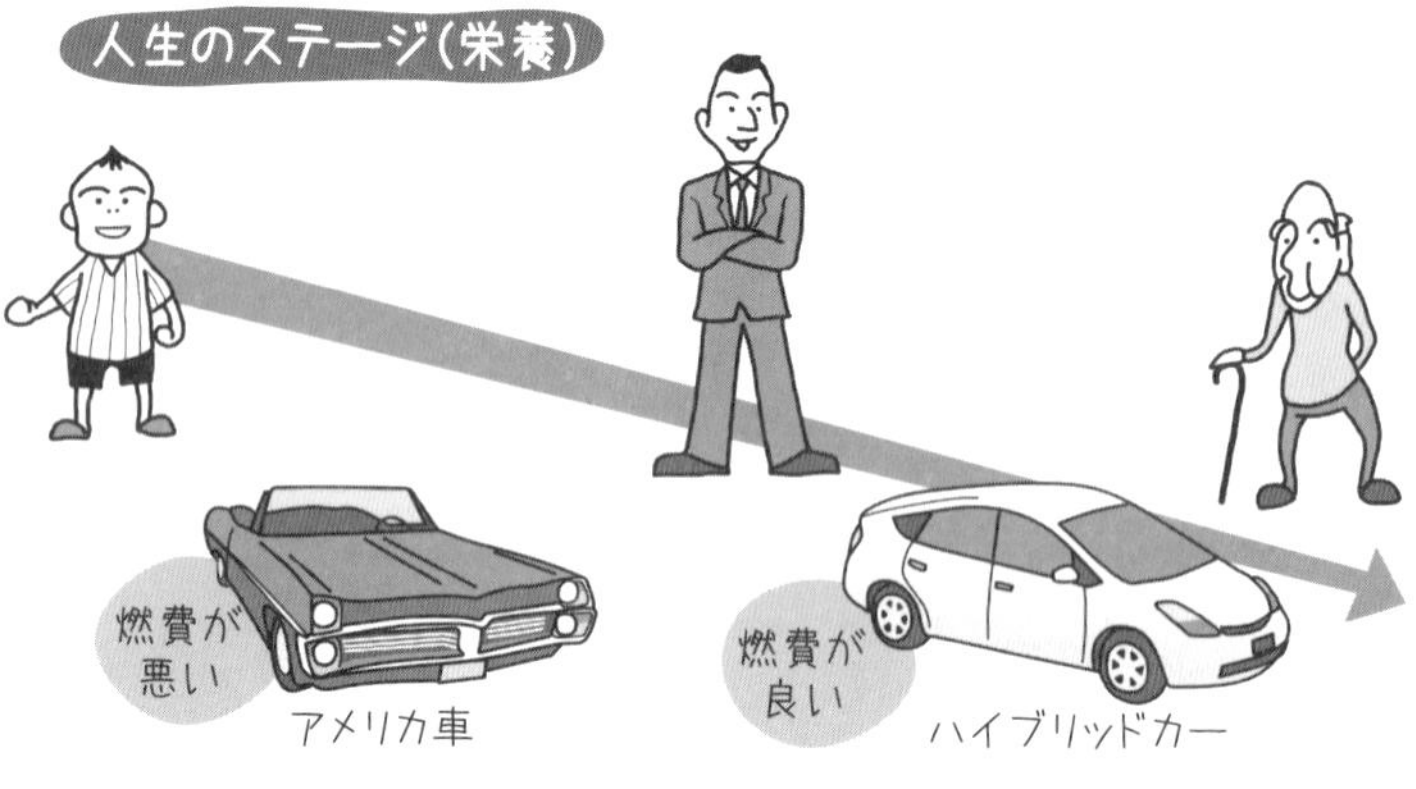

人生のステージ(栄養)
燃費が悪い
アメリカ車
燃費が良い
ハイブリッドカー

溺れ死ぬのが「延命死」

「平穏死」の反対語は、「延命死」だ。終末期以降も不必要な延命治療を続け、管だらけになって死ぬこと。一言で言えば、「溺れ死ぬ」ことだ。最後の最後まで1日2ℓもの過剰な輸液を行うと、心不全と肺水腫でもがき苦しむことになる。溺れているような状態だから、苦しみを軽減しようと、良かれと思って酸素を用意する。しかし酸素吸入をしても呼吸苦は改善しない。患者は溺れている状態なので、じっとしていられないしもがき声を上げる。声を上げると、「周りに迷惑がかかる」といって手や体をベッドに縛られることがある。縛られると当然、暴れる。暴れるから今度は鎮静させるためにセデーションを……。というのが、平穏死を知らない病院のお決まりコースだ。

ある病院の研修医が在宅医療の研修のため当院に来たとき、次のように質問された。「長尾先生、最後は何を使うんですか？」と、ごく当たり前のように聞かれた。「どういう意味？」と訊ね返したら、「鎮静剤ですよ。結局、最後は何を使って眠らせるんですか？」と尋ねてきた。「私は一度も深い鎮静で眠らせたことはありません。在宅医療では深い鎮静は必要ないよ」と答えたら、「信じられない！」と驚いていた。そこで、「では君の病院ではどれくらいの人を、麻酔で眠らせて最期を迎えているの？」と聞くと、なんと「50％です」という。今度は聞いた私のほうが驚いた。

この差を、一体どう考えるのか。溺れると、苦しいから暴れて縛られて、鎮静剤で眠らせられる。一方で、枯れていけば、そんなことは必要ない。

実は**枯れて死ぬ最期と、溺れ死ぬ最期では、10kg以上の体重差がある。**知り合いの葬儀屋さんは、「自宅で平穏死した方のご遺体はとても軽い。でも大学病院で亡くなった方のご遺体は重たい」と言っていた。また、年配の病理医もある医学雑誌にこう書いている。「昔のご遺体は、大学病院でも枯れていた。だから、ご遺体を解剖台に乗せてメスを入れたら、パッと臓器を取り出すことができた。ところが最近の大学病院のご遺体は、メスを入れたら胸からも腹からも水がパッと出てくるし、臓器もふやけた状態だ。今の医師はいったい何を考えているのだ」と。

現代の大病院では、枯れて死ぬことが難しいと言える。8割の人が病院で最期を迎えているが、なかなか枯れさせてもらえない。「脱水は友」と言えるタイミングがわからないというのだ。今、日本慢性期医療協会に加入している病院では、平穏死についてよく勉強し、平穏死が一般的になっている療養病床が増えているが、大学病院では「平穏死できます！」という病院は私が知る限り全国に一つか二つしかない。ある大学病院で、平穏死について講演をしたが、それを聞いた病院長に「うちは大学病院ですから、死ぬときに点滴がついていないことはありえません」と断言されたことがある。実はその病院長は、おそらく平穏死を一度も見たことがないのだろう。医師は結構頑固で保守的だ。自分が見たことも聞いたこともないことはなかなか信じない。

酸素10ℓの肺がんと酸素不要の肺がん

「枯れて死ぬと苦痛が少ない上に長生きできる」のが平穏死なのだが、こんな単純な事実が医療界ではほとんど知られていない。昔はみんな平穏死しかなかったのだが、この40年間は病院の時代となり、医療の力で延命できるのではないかという錯覚に陥りやすい。枯れて死ぬことが人間の基本であり、誰もが望む穏やかな最期を叶えるために一番大切なことだが、残念ながらそれを教えるシステムが日本にはない。

肺がんの終末期を例にとると、がん拠点病院から直接紹介されてくる患者さんはなぜか全員、酸素10ℓで家に帰ってくる。一方、**当院の外来から自然に在宅医療に移行した肺がん患者さんは、死ぬまで酸素が不要の人がほとんどだ。**同じ肺がんという病気の最期なのに、なぜ、こんなにも姿が違うのか――。病院から紹介される患者さんは、大量の点滴を受け、溺れ死にしかかっているため、苦しむ。咳や痰が多く、胸水が溜まることもあり「なんとかしてくれ」という訴えへの対応として酸素投与が指示されているのだろう。酸素飽和度を測るとルームエアーで十分であっても酸素が命じられる。呼吸困難感は輸液を絞ることで解決するのだが、1日2ℓの高カロリー輸液をしながら酸素10ℓで帰ってくるのだ。もちろん、在宅療養に移行した後は、最初は10ℓでも、自然の経過の中で枯れていくにつれて、咳や痰が徐々に少なくなり、痰の吸引回数が減り、酸素吸入も不要になる人もいる。そもそも在宅酸素の適応は、COPDや慢性心不全であり、肺がんそのものは適応ではない。酸素投与で予後は改善しない。酸素の管がイヤな人は、酸素投与で苦痛が増大することが往々にしてある。

2014年に京都で開催された日本肺癌学会において「**在宅療養している肺がん患者さんは、自然に枯れていきますから、最後まで酸素も吸引器も必要ない。肺がんは在宅療養に向いている**」と述べたが、肺がんの専門家からの反応はゼロであった。しかし実際にそうなのだ。

あるいは、胃がんや大腸がんの消化器系のがんは、がん性腹膜炎を起こし、あちこちに癒着ができて最終的に腸閉塞という経過をとることが多い。一度口から便が出てきたらもう食べられなくなるというのが、病院勤務医時代の私の常識だった。ところが、在宅でたくさんのがん性腹膜炎の患者さんを診るようになり、その常識は覆された。「終末期以降の脱水は友」という考えで、お腹がガスや腹水でパンパンであっても輸液を我慢して数日間自然な経過にゆだねていると、当然腹水はゆっくり減少する。食べられないからといって、すぐに点滴で栄養を入れようとするのではなく、**絶食と少量の水分だけで少しの間待つことで、自然と腸管内の貯留物も減少し、消化管の浮腫が改善され、ぜん動運動が少しずつ出てくる**。そして肛門からガスや便が多少でも出るようになり、少しであっても口から食べられるようになるのだ。がん性腹膜炎は100％の通過障害ではなくなるのだ。食べられないから、脱水状態に陥っているから、栄養不足だからと言って盲目的に高カロリー栄養を行っていると、腸管の浮腫も腹水も腸閉塞も永遠に改善されないし、食べられないまま一生を終える。

このように、**平穏死と延命死は対極にある考え方**である。最期の迎え方もおのずと天と地ほど変わってくる。

第４章のポイント

- 平穏死とは枯れて死ぬことで、自然死・尊厳死とほぼ同義である。
- 平穏死の反対語は延命死で、溺れて死ぬこと。
- 平穏死（尊厳死）と安楽死は異なる。
- 肺がんでも枯れると呼吸苦も軽く酸素不要で、より長生きする。
- 終末期以降の脱水は友である。

第5章

「延命治療」とは何か

ほぼすべての医療は延命治療

　ここまで、何度も「延命治療」という言葉を使ってきた。しかし、**ほぼすべての医療は延命のためのもの、すなわち延命治療である。**

　たとえばしわやシミを取るとか、脂肪を吸引するといったアンチエイジング医療も、その結果「幸せホルモン」が増加するだろうから延命治療と言えるだろう。若返った結果、恋をしたり、社会参加が広がったりして長生きにつながる。アンチエイジングというと、外見の若返りだけという印象があるかもしれないが、そもそもアンチエイジング医療とは抗加齢医療で、とりもなおさず延命そのものではないだろうか。

　そして、なぜ医療があり、医学が発展してきたのかを一言で言うと、ほぼすべて延命のためだ。すべての医療は延命につながっている。たとえば循環器科は心臓のアンチエイジングで、消化器科は消化管のアンチエイジング。そんな具合に、臓器別縦割りにされた専門領域のアンチエイジングを行っているのが現代医療である。その中で、診療科の壁を越えて、横断的に考えようという総合診療をアンチエイジング医療と呼ぶことであると理解している。

さて、ほぼすべての医療が延命治療と言えるのだろうが、一般的に「延命治療」という場合、特に人工的な色彩が強い人工呼吸、人工栄養、人工透析の三つを指す。しかし、これらの延命治療を行っているからといって、必ずしも終末期ではないことに注意を払わないといけない。たとえば、ALS（筋萎縮性側索硬化症）の方は人工呼吸器や胃ろうをつけることがあるが、これは延命治療でもなければ、終末期でもない。彼らにとっては、**人工呼吸器や胃ろうは松葉杖や車いすのように生活するための「福祉用具」にすぎない。**ALSの終末期像とは、それらを行っていてもいつか必ず陥る多臓器不全という病態であろう。

「過剰な延命治療」とは？

4章で、平穏死の条件の一つとして「過剰な延命治療は行わない」ことを紹介した。この「過剰」とは誰にとって過剰なのかというと、当然、患者さん本人にとってだ。過ぎたるは及ばざるがごとしという言葉があるように、何でもやりすぎは良くない。たとえば、過労死という言葉がある。働くことは良いことだが、働きすぎると、人間は死に至ることもある。

医療はすべて延命が目的とはいえ、最後まで延命たりえないのが延命治療である。同じことを続けていても、ある一線を越えたら、かえって命を縮めてしまう可能性が高くなる臨界点がある。私はそうしたポイントを**延命と縮命の分水嶺**と呼んでいる。抗がん剤もそうだし、栄養補給もそう、水分補給もそう。様々な医療行為、すなわち延命治療には必ず延命と縮命の分水嶺があるということを想定しておくべきであろう。

そもそもなぜ多くの医療現場では過剰な延命治療が行われるのだろうか? それは、延命と縮命の分水嶺を臨床経過のリアルタイムの流れの中でポイントとして認識するのがきわめて難しいからであろう。つまり**どこからが「人生の最終段階」なのかがよくわからないから**であろう。どんな病態においても「終末期」が存在するということをしっかり意識していないから見逃してしまう。医学が発達すればするほど、こうした命題が次々と生じるのはいわば宿命であろう。生物には必ず終わりがあることは誰でも知っている。したがって分水嶺を常に意識していなければどうしても過剰になってしまう。分水嶺があることさえ意識していれば、過剰になる手前でギアチェンジすることができるはずだ。

年齢、生き方、病態

「どこからが過剰な延命治療か」を判断する上で考慮すべきは、病態、年齢、そして、その人の生き方（人生観や死生観）だ。

まず、病態については終末期かどうかである。もはや死期が近いと判断したら、それ以降の積極的治療は「過剰」となる。ただし、その線引きが難しいケースが少なくない。たとえば、遷延性意識障害からの回復期である。外傷による遷延性意識障害であれば時間の経過とともに回復することもあるが、なかなか回復しない場合もある。中には諦めずにリハビリを継続した結果、年単位で見ると驚異的な回復を見せる例もある。数カ月程度意識が回復不能であるというだけで終末期の烙印を押すと、こうした回復可能例を取り残す可能性がある。現在、白雪姫プロジェクトという名の遷延性意識障害の啓発運動がこうした回復例を輩出している。いずれにせよ、**遷延性意識障害の場合、救急医療と延命医療の境目**

が非常にわかりにくいのが現実だ。

日本尊厳死協会が発行した『新・私が決める尊厳死「不治かつ末期」の具体的提案』では、半年ないし一年以上変化がない場合、終末期と判定するとしている（詳しくは、同書をご参照下さい）。また、救急医学会の「救急医療における終末期医療に関する提言（ガイドライン）」も参考にしながら、家族や関係者で何度も話し合い、終末期がどこであるのかを決めるべきであろう。

また、年齢は終末期の判断において非常に重要なファクターであろう。年齢で線引きをすると「年齢差別（エイジズム）だ」と批判する人がいるため、もちろん年齢だけで終末期像を語ることはできないが年齢という因子を外すことはできないと考える。

たとえば、100歳を超えて心臓のカテーテル手術を受けられる方も多くはないが、おられる。もちろんリスクと引き換えのベネフィットではあるが、20～30年前には想像もつかなかった現実が展開されている。単なる暦年齢だけではなく肉体的、精神的、社会的年齢を加味して考えるべき問題だ。いずれにせよその延命治療が妥当なものなのか過剰なものなのか判断する上で最も重要なファクターの一つは「年齢」であると考える。

そうした医療行為を受けることがはたして「本人の生き方に適っているか」も大事だ。「90を超えたらもう手術は受けない」「心臓カテーテルは絶対にしない」「透析はしない」などと決めている患者さんもおられる。平均寿命を超えた患者さんへの延命治療は一言でいえば「なんでもあり」なのかもしれない。何よりも本人の生き方に寄り添う医療をめざさなければいけない。本人の生き方に寄り添うためには本人はもちろん家族も含めて何度も何度も話し合いを重ねることが大事だ。そうしたプロセス重視の中での超高齢者医療であるべきだ。

ある医療行為が過剰かどうかを判断するには、患者さんとの対話が重要だ。日頃の診療の中で、しっかり患者さんの考えを聞いているだろうか？「インフォームド・コンセントが大事」ということは誰でも知っているが、多くの診療現場で選択の丸投げが行われている。よく「患者の自己決定が大事だ」と言われる。しかし、たとえば、「あなたは胃ろうをつくりますか、つくりませんか。明日までに決めて下さい」とだけ言われても、患者は自己決定できるわけがない。これは、医療者側が判断するのが困難な命題を患者に丸投げしているだけである。情報は医療者のほうが圧倒的に多いので、医療者は良きアドバイザーになって何度でも一緒に話し合い、患者の生き方にしっかり寄り添うというのがインフォームド・コンセントのあるべき姿だ。
したがって**どこからが終末期で、どこからが過剰な延命治療なのかという判断も、患者、家族と十分に話し合い、患者の生き方に寄り添い、決定していくべき**である。最近、**ACP（アドバンス・ケア・プランニング）**という概念が啓発されているが、日常診療やケア会議の中でACPを積み重ねることが重要であろう。

第5章のポイント

・ほぼすべての医療は延命治療である。
・しかし、終末期以降の過剰な延命治療は患者さんを苦しめることになる。
・どこからが過剰な延命治療となるのかは、年齢、生き方、病態により異なる。
・元気なうちから患者さん自身や家族と何度も話し合うこと（ACP）が重要である。

第6章

すべての治療には〝やめどき〟がある

「終末期」以降に治療のやめどきがある

すべての医療は延命を目的としているものの、その延命効果は永遠には続かない。**延命と縮命の分水嶺があるということは、すべての治療には〝やめどき〟があるということ**にほかならない。

医療行為に限らず人生にはいろいろなやめどきがある。定年退職という仕事のやめどきもあれば、趣味のゴルフや登山にもやめどきはあるだろう。同様に、様々な医療、治療行為にも、当然、やめどきがあると考える。

では、いつがやめどきなのかというと、お察しの通り、延命から縮命に変わるとき、つまりは終末期と判断されるとき以降がやめどきである。

降圧剤の〝やめどき〟

ひと昔前のある医学書には「降圧剤は一生飲むべき」と書かれていた。現在でも患者にそう説明している専門医は少なくない。しかし当然、降圧剤にもやめどきはある、と考える。

先日、高血圧治療で非常に権威ある教授の講演を拝聴した。その際、ある開業医が「降圧剤は一生飲み続けるものですか?」というきわめて素朴な質問をした。その教授は一瞬、「うっ」と言葉に詰まりうろたえた後、「実は最近までは降圧剤は死ぬまで飲むものだと思っていました。しかし最近、もしかしたらやめどきがあるんじゃないかと思うようになりました。これは難しい問題ですので、今後の課題です」と話された。「やめどき」という言葉を使われたこと自体に私は驚いたのだが、それまで「やめどきはない」と信じ込んでいた専門医も、「もしかしたらやめどきがあるのかもしれない」とようやく気づきはじめたようだ。

そもそもなぜ、降圧剤を使うのかと言ったら、血圧が高く、血管に余計な負荷がかかって動脈硬化を起こすからだ。しかし80~90歳を超えると体内の水分含量が自然に減るに従って血圧は下がっていくはずだ。したがって、死ぬまで降圧剤が必要なはずはない、と考える。

インスリンの〝やめどき〟

降圧剤と同様に糖尿病治療薬のインスリンも、やめどきがあると考える。しかしながら、死ぬまで強化インスリン療法を続けるのが最善の医療だと信じている糖尿病専門医がいる。糖尿病の場合、血糖を抑えるために治療を行うわけだが、年を取ればだんだん食べる量は減ってくる。口から食べられなくなる人もいるだろう。そうすると、体重が減ってくるため、血糖値も自然に下がってくるはずだ。当然インスリンはある時点から不要となるはずだ。経口糖尿病薬で十分になり、最終的には経口糖尿病薬も要らなくなる。それが、糖尿病患者がたどる一般的な最期であると私は考える。

経口摂取量が十分ではないという理由で胃ろうを造設し、そこから1日2000キロカロリーを入れながら、インスリンの4回打ち（強化療法）を指示されている寝たきりの患者さんが病院から紹介されてくることがある。そんな複雑なことをするくらいなら注入カロリー量を減らしてインスリンをやめればいいはずだと考えるのだが、なぜ、そのようなことになるのだろうか。おそらく、糖尿病専門医は、「この身長と体重だったら必要なカロリーは２０００キロカロリー」で、「厳密な血糖コントロールのためにはインスリン強化療法が必要」と考えているのだろう。高齢者の栄養不足はサルコペニアになりやすいという知識があるので教科書に忠実な医療を行っているのだろう。多くの場合、家族には「この患者さんは一生インスリンを打たなければいけません」と説明されている。

そもそも、病院の糖尿病専門医は通院できる糖尿病患者を診ていて、在宅で寝たきりの胃ろう患者さんを診る機会はないはずだ。以前、糖尿病専門医を対象に、「糖尿病の患者さんはどこへ行くのか？」という演題で講演を行ったことがある。どこへ行くのかというと、多くは最終的に認知症や脳血管障害になり、施設や在宅医療に行くという要旨だ。実際、在宅療養中の糖尿病患者の家に行くと、冷蔵庫から山のようにインスリンが出てくることがある。インスリンが50本も山積みになっている写真も見せた。

糖尿病の人は認知症になるリスクが高い。しかし認知症があるのでインスリンを打つのを忘れる。打っていなくても「大切なものだから」と冷蔵庫に大切に保管してはどんどん山になり溜まっていく。しかしそんな生活状況をまったく知らない糖尿病専門医は「血糖コントロール不良」と評価してさらに単位数を増やしインスリンを処方するのだ。血糖値のみを見て、その人が認知症であることにも気づかなければ、患者さんの生活はもちろん冷蔵庫の中身も知るわけがない。そうした患者さんはやがて認知症の進行に伴い摂食量が減り、やがてインスリン治療のやめどきを迎える。このように**インスリン治療にも当然やめどきがある**ということを知るべきだ。

抗認知症薬の〝やめどき〟

抗認知症薬についても、「いつまで飲むべきか?」と、認知症専門医に質問したことが何度かある。その専門医は「死ぬまで」と答えた。しかし本当だろうか?

胃ろうが造設されても、胃ろうから抗認知症薬の注入を指示する医師は多くいる。あるいは寝たきりになって、意思疎通もほとんどできない患者に、ゼリータイプの抗認知症薬を処方している医師もいる。はたして投与する意味があるのだろうか? それは患者さんのためではなく、製薬企業のためではないかと、疑いたくもなる。

以前に、ある老人施設に頼まれて診察に行ったら、入所者のほぼ全員に何らかの抗認知症薬が処方されていた。そこで、一度、全員の抗認知症薬を切ってみたところ、認知症などの症状が悪化したのはたった1人だった。その人は抗認知症薬の処方を再開したが、残りの方は何も変わらずだった。つまりは抗認知症薬はもう不要なのだろう。

当たり前だが、効果だけでなく抗認知症薬の副作用も考慮すべきだ。抗認知症薬の場合、種類にもよるが、吐き気や食欲不振といった副作用がある。効果どころか、副作用のほうが前面に出ていた患者の場合、抗認知症薬をやめたことで元気になることはよく経験する。ちなみに**欧米では、MMSE（ミニメンタルステート検査）がたとえば一桁になると抗認知症薬は意義がないと割り切り中止する。**しかしなぜか、日本では「**死ぬまで抗認知症薬**」という世界だ。

当初、「薬を出すのが医者の役割」と考えていた施設の職員たちは、私が「薬を減らす」と言ったとき、最初は「とんでもない医者がきたと思った」と後で聞かされた。しかし、抗認知症薬を中止後にどんどん元気になって行く入居者たちを見て、ようやく私のことを信頼してくれるようになった。

抗認知症薬は、ある時期には適量であるならば効果が期待できるが、ある時期を越えたら要らないどころか、有害事象のほうが目立ってくる。抗認知症薬にもやっぱりやめどきがあると考える。

抗がん剤の〝やめどき〟

抗がん剤のやめどきに関しては、『抗がん剤10の「やめどき」』（ブックマン社）という書籍を上梓した。私自身がステージⅡの胃がんになり、外科手術、再発予防として抗がん剤投与を受けるという内容のがん小説だ。この物語の中で、抗がん剤のやめどきとして次に示す10のポイントを具体的に提案した。

1　迷った挙句、最初からやらない
2　抗がん剤開始から2週間後
3　体重の減少がみられたとき
4　セカンドラインを勧められたとき
5　「腫瘍マーカーが下がらないが、できるところまで抗がん剤をやろう」と主治医が言ったとき
6　それでもがんが再発したとき

7　うつ状態が疑われるとき
8　1回治療を休んだら楽になったとき
9　サードラインを勧められたとき
10　死ぬときまで

『抗がん剤10の「やめどき」』は一般書籍という形をとっているが、多くの医療者に読んで頂きたいと思いながら書いたものである。「10のやめどき」も患者さんの目線で紹介しているが、そもそも「どこでやめるかは、患者の自己決定を重視すべき」というのが私の持論だ。終末期という概念がない医師であれば、死ぬ直前まで抗がん剤投与を続け、患者が亡くなれば「がんと最期まで闘えて良かった」というのかもしれない。しかし、「良かった」のは医師であって、患者ではないのではないか。

抗がん剤は良い、悪いではない。抗がん剤治療をやるか、やらないかという話でもない。最近はまず遺伝子検査を行い分子標的薬が効く可能性があると判断される患者さんだけに投与する、という方向に向かっている。たとえばALK融合遺伝子陽性肺がん患者さんへのザーコリ投与は、高い奏効率が期待できる。しかしいつか必ず効かなくなる時期がくる。

そのときにはやめればいい。抗がん剤治療の副作用で泣いているのは、やめどきを間違った後悔であることが多い。やめどきは、医師が決めるものだと思っていると患者さんは後悔が残る。やめどきは患者さん自身も感じてそのまま医師に相談してほしいと啓発している。

人工栄養の〝やめどき〟

日本老年医学会は、2012年、「高齢者ケアの意思決定プロセスに関するガイドライン――人工的水分・栄養補給の導入を中心として」を発表した。その中で注目すべきは、患者本人の人生にとって益とならない場合は、人工栄養を中止または減量してもいい、と明記したことだ。これは医学の長い歴史の中で画期的な転換点であると考える。実際、老年医学会の専門医に対するアンケートでは、2割の医師が人工栄養を中止した経験があると答えている。

私のもとには、「親がもはや意思疎通ができないので胃ろうからの人工栄養をやめてほしい」という家族がときどき相談に来られる。しかし日本では、突然人工栄養を中止したら後から訴えられたり、事件として扱われる可能性があるため、まずは注入量を「減らす」という場合が多いのではと想像する。11章で改めて詳しく述べるが、人工栄養にも

〝やめどき〟があるのではないだろうか。

人工透析の〝やめどき〟

人工透析は、20年、30年と続くこともあるが、それでも永遠に生き続けることはありえない。必ず人工透析の〝やめどき〟がある。**人工透析を受けておられる患者さんの人生の最終段階の病態とは、多臓器不全であろう。**しかし、現実には寝たきりになったり、要介護5になっても、最後の最後まで人工透析に連れていくことが多い。

透析専門クリニックの車が、あるおばあちゃんの家に着くとドアが閉まっていたそうだ。そのおばあちゃんは歩けなくて、ほぼ寝たきり状態だ。透析クリニックのスタッフは、窓を割って部屋の中に入り、おばあちゃんを連れ出し、人工透析を行ってからまた家に連れて帰ってきた。おばあちゃんは、無理矢理透析に連れ出されたその夜に亡くなられた。そのようなことが本当にあった。欧米では、高齢化に伴う認知症の増悪や全身状態の低下で透析の中止は当たり前である。しかし日本では、透析の中止基準について日本透析医学会から明確な透析中止のガイドラインはいまだ出ていない。やっているものの中止のみならず、「導入しない（非開始）」という意思表示を文書でされる90歳代の高齢者も増えている。

私自身、透析導入拒否による尊厳死をこれまで3例ほど経験している。いずれにせよ、全身状態が低下して人生の最終段階になったときには、人工透析の〝やめどき〟を本人の意思をもとに家族と多職種で何度か話し合うべきだろう。

「いつやめるの？」「今かな？」

死ぬ瞬間まで積極的治療を行うことが絶対的に善であると信じて疑わない医師は少なくない。超高齢社会の到来以前は、そうした価値観でも良かったかもしれない。しかし超高齢社会において何のために医学があるのか、どこまでやるのか、という命題は非常に難しいが重要なテーマになりつつある。はたして何をもって「過剰医療」というのか。過剰と思われるのであれば、「撤退」や「中止」という概念も医学の中に織り込んでいかないといけない時代を迎えている。おそらく医学史上、初めての事態であろう。

今こそ、数ある医療行為の〝やめどき〟を個々の症例においてしっかり意識すべきだろう。

〝やめどき〟は、できればまず患者さんが感じて、患者さん側から口にしてほしい。そして医療者は患者さんのそうした本音をしっかり傾聴して、対話を繰り返してほしい。

2013年の新語・流行語大賞は「いつやるの？」「今でしょ！」であった。これからの医療で考えなければならないことは、その治療を「いつやめるの?」だ。医療行為を始めるのは実に簡単だ。しかし「いつやめるか」は意外に難しい。人生の最終段階の判断は、その患者さんの人生観・死生観によって変わる相対的なものだからだ。だからこそ患者さんにはまず〝やめどき〟を「今かな?」と感じてほしい、とお願いしている。もし患者さんが意思表示できなければ、家族が何度もよく考えてほしい。**「今かな?」の「?」が重要だ。**患者さんは素人なのでその判断はプロから見たら大きな利益損失の場合もあるだろう。だからこそ、〝やめどき〟の言いだしっぺは患者さん側であるべきで、医療者と何度も話し合うというプロセスを重視すべきだろう。

第6章のポイント

- すべての治療には〝やめどき〟があると考えるべき。
- 降圧剤、インスリン、抗認知症薬、抗がん剤の〝やめどき〟を考える時代になっている。
- 人工栄養や人工透析の〝やめどき〟もタブー視せずに、患者側の意向をよく聞き、何度も話し合うべきである。

第7章

がん拠点病院での最期

患者不在のキャンサーボード

先日、あるがん拠点病院で「抗がん剤のやめどき」という講演を行った。講演後の質疑応答で、その病院のスタッフのひとりである薬剤師さんからこんな質問を頂いた。

「うちの病院では、キャンサーボードでがんの治療方針を決めています。でも、終末期が近いからそろそろ抗がん剤をやめたほうがいいと思っても私からは言えないのですがどうすればいいのでしょう?」

〝やめどき〟の話し合いの発端をみつける作業は意外と難しいかもしれないと思った。

皆さんはどう考えるだろうか。ちなみに私が気になったのは1点だ。

「そもそもなぜ、キャンサーボードに患者さんがいないのか?」

そう聞き返すと、「いいえ、がん治療は抗がん剤の専門医、がん専門の外科医、がん専門の放射線科医、がん専門看護師、がん専門薬剤師など、多職種で話し合って決めるので」とのことだった。

さらに「患者さんの希望はどうなるのですか?」と聞くと、「患者さんの希望はちゃんと聞いて参考にします」と言う。患者の意見は「参考」のために聞いて、多職種の専門家だけで〝やめどき〟を話し合って決めるというのだ。それはおかしいのではないか。そこで私が**「参考ではなく、その話し合いの中心に患者さんがいるべきではないですか?」**と言うと、「いえ、各専門家がちゃんと話し合って決めるので間違うことはありません。それがキャンサーボードですから」と、押し問答のようになった。その薬剤師さんから「キャンサーボードとはそういうものだ」という先入観がどうしても拭えないようにも感じた。

キャンサーボードに患者を入れないことを、おかしいと思わないがん拠点病院がおかしいのではないか。私はそう直感したが、そんな単純なことにさえ気づかないことを不思議に思った。抗がん剤の実施と同様に〝やめどき〟も本人の意思決定を支援するという形でないといけないと説明したが、がん専門職は皆首をかしげていた。ちなみに、朝日新聞・電子版の医療サイト（アピタル）に以上の私見を書いたら、過去最高の「そう思う」クリックがあった。そうした世論に接するたびに、**「がん医療界の常識は、世間の非常識」**ではないのか、と疑う機会が増えた。

上から目線を是正するには？

専門家を名乗る人が増えれば増えるほど、臓器は診るが人間を診ることができない医療になりがちである。専門家とは臓器別縦割り医療の産物であり、誤解を恐れずに言えば、西洋医学の最大の欠点を孕んでいることを意識しておきたい。また現代医療は常にそうしたジレンマを抱えながら進歩するのが宿命であることを決して忘れてはならない。

「患者中心の医療」と言いながらも患者不在の意思決定、上から目線の治療が公然と行われているのが現状であるが、その矛盾にまったく気づいていない医療者がまだまだ多い。こんな現実があるので、「がんもどき」理論に基づく、がんは放置が一番という「がん放置療法」を主張する近藤誠医師が書く医療否定本が飛ぶように売れるのであろう。

上から目線を是正するための方策は簡単である。医療者自らが下から目線を体験するしかない。第1章で体験入館を紹介したが、それも〝**下から目線体験**〟の一つだ。また自分がケアされる側になり、食べさせてもらったり、入浴させてもらったり、車イスに乗せてもらっ

体験入棺の勧め
50歳で生前葬

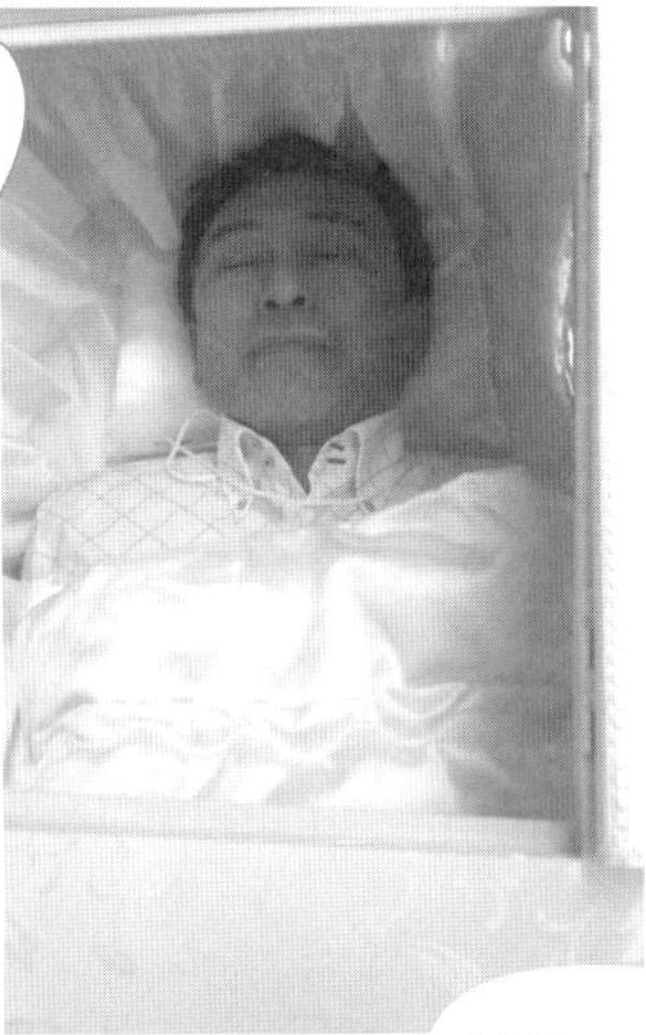

下から目線の
体験を
してみよう！

訪問入浴は、
チョー気持ちいい

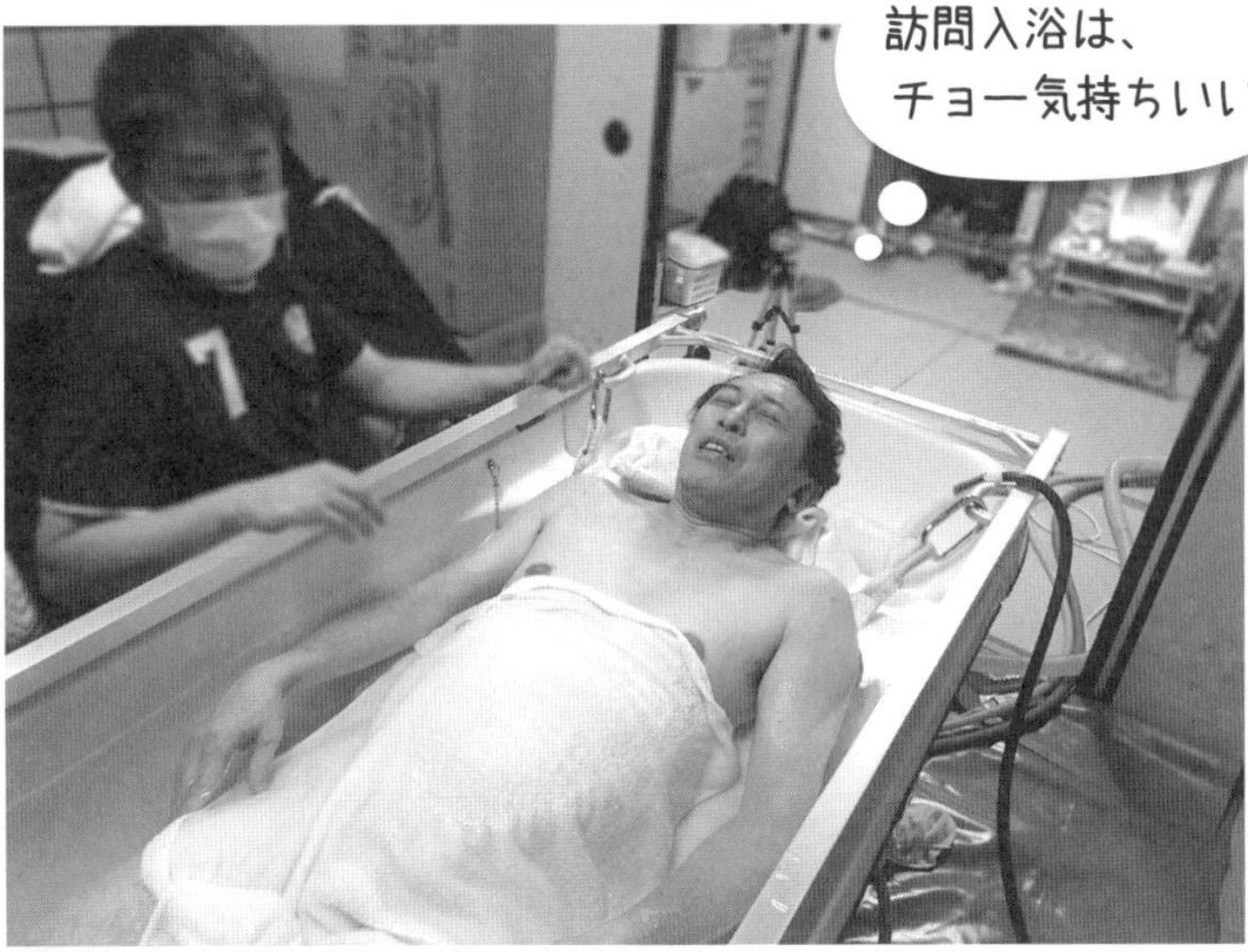

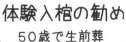

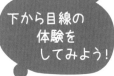

たり、オムツをしてみたりといった患者体験もいいだろう。そうした下から目線を実際に体験しなければ、上から目線であることに一生気づきもしなければ、治ることはないだろう。

多くの医師は、自分には抗がん剤を使いたくないと思いながら患者には使っていたり、胃ろうも自分だったらしたくないなと思いながらも、患者には造設していたりする。一人称では嫌なことでも、三人称ならできる。**もし一人称と三人称が大きく異なる医療が蔓延すれば、患者には必ず後悔が残る。**医療者側には、もちろん訴訟回避という言い訳もあるだろう。しかし**医療が本来めざすべきは、一人称や二人称と三人称の統合、すなわち二・五人称での視点ではないのだろうか。**

第7章のポイント

- 患者不在のまま抗がん剤治療を決めるキャンサーボードがおかしいのではないか。
- 医療界の常識は世間の非常識と言われないように、上から目線を是正し、二・五人称の視点で考えるべきである。

第8章

在宅ホスピスでの最期

〝なんでもあり〟なのが、在宅

がん拠点病院での最期と、在宅ホスピスでの最期はどう違うのだろうか。在宅とは、誤解を恐れずに一言で言えば、「なんでもあり」の世界だ。人生の最終段階を自分の好きなことをやって生活するのが在宅療養である。一方、病院では集団生活の規則に縛られている。消灯時間が決まっていたり、酒はダメなど禁止事項が多いし、第一外出届を出さなければ外出できない。挙げればきりがないほど、規則だらけだ。もはや人生の最期が近いというのに、「あれもダメ、これもダメ」と言われて過ごしたいものだろうか。私は人生の最期の時こそ、その人の好きなように過ごさせてあげたい。

入院中の患者にとって「外泊」とは、自宅に帰ることだ。一方、在宅療養中の患者さんは、当然、毎日が自宅である。在宅でいう「外泊」とは、外国泊、ホテル泊、旅館泊などを指す。つまり、海外旅行なのだ。どちらが良いかは、ここで言う必要もないだろう。
では、この章では、在宅ホスピスでの看取りのポイントを紹介しよう。

終末期以降の脱水は友

「脱水」と聞くと無条件に「悪」だと思う医療者が大半だろう。もちろん元気な人がたった1時間で熱中症や脱水になれば、適切な医療で回復するのでしっかり治療すべきだ。しかし、終末期以降の脱水は、天の恵みであるとさえ考えている。なぜなら、人間は80年という長い年月をかけながらゆっくりと水分含量を減らし、省エネモードの体になっていくということは、既に4章で述べた。「終末期以降の脱水は友」という意味を知り、終末期以降は「じっと待つ」ことさえできれば、患者さんの穏やかな最期を見届けることができる。

しかし、多くの病院スタッフは、**〝脱水は友〟ということや、終末期は〝待つ〟ことが大事**ということを知らない。だから「待てない」。待てないから、何かを行う。何かやっていたほうが精神的に楽だ。そうやって多くの病院では終末期の患者を溺れ死にさせていても、誰ひとりその間違いに気がつかない。無知とは怖いものだ。

腹水、胸水はもう何年も抜いていない

腹水、胸水は、どちらも「水」と書くが、その正体はもちろんH_2Oではない。腹水・胸水の正体は、多くの場合、おおよそ血漿成分であり、蛋白質、アルブミンが豊富に含まれている。

老衰でも、がんでも、終末期には低アルブミン血症になって、むくんで困っているものだ。病院では、腹水や胸水があると条件反射のように抜いて、アルブミンを補給することを繰り返している。あるいは、腹水を抜いた後、「脱水になるから」と言っては、相当な量(1~2ℓ)の点滴をしている。しかしそもそもこれらの行為がおかしいと思わないのだろうか。

とは言え、私自身も昔は患者全員にそうしていた時期があった。当時はそれが正しいと思い込んでいた。しかし「おかしい⁉」と少し気づいたのが医師になって11年目。それからは、もう何年も腹水、胸水は抜いていない。現在年間90人程度を看取らせて頂いている。うち、がんの患者さんは9割以上を自宅で看取っているが、腹水や胸水はこの10年間抜いていない。そう言うと、病院の先生方には「そんなこと、あるはずがない」と笑われ、な

かなか信じてもらえない。

なぜ抜かないのか、なぜ抜かなくても大丈夫なのかというと、「待つ」ことを知っているからだろう。もちろん、何もせずにただ待つだけではない。経口や注射の利尿剤を使って、尿として水分を出している。尿は、水だからアルブミンは出ていかない。尿で出すことと腹水・胸水を抜くことは、意味がまったく違う。腹水を抜くと言うのは、血液を抜くにほぼ等しい。終末期こそ、アルブミンを維持しなければいけないのに、腹水・胸水を抜いたら貴重なアルブミン成分をみすみす体外に逃すことになる。

腹水・胸水を全部抜いたら、その日に死んでしまった……という話を耳にしたことがある。当たり前だ。たとえば、腹水が10ℓ溜まっているとする。その10ℓをすべて抜けば、患者はその場で亡くなる。経験の浅い医師は、患者の苦痛を緩和するために腹水や胸水は抜くことが絶対的に善だと思っている。しかし、そうではない。真に患者の苦痛を緩和するには、ただ待てばいいだけだ。

そもそも腹水や胸水が溜まるという状況には、必ず原因がある。がんや肝硬変や心不全など。どんな病態であっても、水分が溜まることで崩れかけたバランスの均衡を保ちながらなんとか生き延びようとしている姿なのだ。だから、過剰な体液貯留の水分部分のみ尿として利尿剤で出して、あとは待つ場合が多い。

もし腹水や胸水が苦しくて食べられないのだとしたら、人生の終末段階においてはまずは待つこと。**生きているだけで1日1ℓの水分を使うのだから、待ちさえすれば1日1ℓずつ体内から確実に減っていく。**待つとともに利尿剤を使えば、腹水や胸水は人工的に抜く必要はほとんどないはずだ。

なぐさめの点滴

「長尾先生、点滴はしないんですか?」とよく聞かれる。まったくしないこともあるが、一番多いのが「なぐさめの点滴」と称して200㎖の点滴を行うケースだ。そもそも日本人は点滴が大好きな国民だ。本来は、200㎖程度の点滴ならば医学的にはほとんど意味はないだろう。しかし、**「餓死させたんじゃないか」と思うと、看取る側の家族にトラウマが残り、患者の死後、PTSDを引き起こすこともある。**だから、心臓に負担がかからず、自然な脱水過程を邪魔しない程度の200㎖の点滴を行い、家族に安心してもらうようにする場合が多い。患者にとっても「最後まで医療を受けた」という安心感があり、家族にとっても「医療を受けさせてあげられた」という満足が得られる。言ってみれば、緩和ケアの一つだ。ただし、腹水・胸水が溜まっている人には、２００㎖であっても点滴は行わない。

在宅で看取る患者さんのうち、８割ほどの方には、最後までなぐさめの点滴を行っているのが現状だ。そういえば、言葉の通じないペルー人の男性を在宅で看取ったときにも、奥さんに「点滴をしてほしい」と懇願され、２００㎖の点滴を行った。脳腫瘍の末期の方で、飛行機には乗せてもらえないため、母国に帰ることはできなかったのだ。奥さんは「母国の家族に見せたい」と言って、点滴の様子をビデオで撮影していた。日本で点滴（ちゃんとした医療）を受けて死んだという証を残したかったようだ。

文明国であれば、「最低限の医療は受けて死にたい」「点滴くらいは受けさせたい」という要望がある。だから、毒にも害にもならない２００㎖の点滴を指示することが多い。そして、点滴を行う約30分間は、実は良いコミュニケーションタイムになる。点滴は訪問看護師が行うが、患者さんとゆっくり過ごす貴重な時間になっている。

主役はステロイド

がん終末期の疼痛ケアというと、医療用麻薬をまず思い浮かべるかもしれないが、私は、

医療用麻薬以上に大事なのがステロイドだと考える。がん患者さんの体内では、炎症に関連する物質がたくさんつくられ、様々な症状を引き起こしているため、その炎症を抑えるステロイドが有効だからだ。

私はリンデロン２㎎注射を好んで使う。リンデロンは、終末期の患者さんには１日２～10㎎使っていいとテキストにも書かれている。私のクリニックでは、年間90人ほどの患者さんを在宅で看取っているが、ステロイドなしでの看取りは考えられない。それほど大切なキードラッグだ。

しかし、ステロイドに対してアレルギーを持つ医師は多い。一般の人の中にもステロイドに対して好印象を持っていない人が多いが、実は、ステロイドアレルギーは医師側に強いように感じる。感染症のリスクが上がる、骨粗鬆症になりやすい、糖尿病が増悪する、動脈硬化を進行しやすくする……などと指摘するが、余命いくばくもない人にそれが関係あるのか。将来のリスクを心配するより、今日、明日の苦痛緩和を優先すべきではないか。もちろん口から食べられる人には経口で飲んで頂く。

病院では、「ステロイドは悪」と考える医師が多く、積極的には使わないところもあるようだ。患者さんが病院から家に帰ってきて、リンデロン２㎎を注射するだけで別人のように元気になることをよく経験する。その変化で一気に患者、家族からの信頼を得られる。「二度と病院にはいかない」と言う人さえいる。それだけ、ステロイドは魔法のような薬だ。ジェネリックであれば1アンプルたったの100円ほど。たった100円で人生の最終章が豊かで穏やかになるのだから、使わないほうがもったいない。ここではがん患者さんの終末期について書いたが、がんでも老衰でも、すべての病態でステロイドを緩和医療として使用している。

「死の壁」の乗り越え方

亡くなる1日前、半日前、多くの患者さんは、衣服をはだけて「暑い、暑い」と言い出し、何とも言えないほど身もだえする。死のうとする身体と生きようとする身体が共存しているのだろう。生きるモードから死ぬモードに変わるときには、身体が悲鳴を上げて、もともとおとなしい人でも、わめいたり、不穏になったり、あるいは裸になったりする。痩せ衰えてガリガリの人も、「暑い、暑い」と言う。

おそらく死の直前のこの様子は、それまで高い次元に維持されていた様々な身体の機能が停止しそうになるのを、一生懸命エンジンの回転数を上げて生きようとしている姿ではないかと思う。交感神経が働いて心拍数が上がり、暑くなるのだろう。これを、私は「死の壁」と勝手に呼んで説明している。

家で看取ろうと思っていても、「死の壁」で怖気づく医療者が多い。家族だけではなく、経験の少ない在宅医もびっくりして救急車を呼んでしまうことがある。あらかじめ、8割ほどの人には「死の壁」が訪れることを説明しておくと（知っておくと）、いざと言うときに慌てないですむ。医学的には「せん妄」であろうが、「死の壁」という言葉で説明したほうが家族が納得されることが多い。

「死の壁」を乗り越えるために、精神安定剤や睡眠薬を経口や坐薬で使っている。身もだえが続くのは、長くても半日程度だ。台風一過のように、半日さえ乗り越えれば、一転して穏やかになる。あるいは、**陣痛にもよくたとえるのだが、死ぬことは生まれることの逆回しをしているようなものではないか、**と感じる。陣痛があって、オギャーっと生まれてくるように、死ぬ前にも不思議なことに陣痛と同じような「死の壁」があるのだ。

「死の壁」も、待つことが大事だ。慌てずに、精神安定剤や睡眠薬を使って寝てもらって、待つ。そうすれば慌てて救急車を呼ぶこともなく、家で穏やかに看取ることができる。

第8章のポイント

- 「終末期以降の脱水は友」を理解する。
- 胸水・腹水は安易に抜かないで「待つ」。
- 家族のトラウマ防止のために「なぐさめの点滴」と称して200mlの点滴は行う場合が多い。
- ステロイドを用いた緩和ケアを積極的に行う。
- 「死の壁」とその対処法をあらかじめ説明しておく。

第9章

臓器不全症と平穏死

非がんの終末期はわかりにくい

ピンピンコロリ（＝突然死）で死ぬ5％の人を除き、残りの95％の人には人生の最終章がある。そしてそこに至る道には、三つのコースがある。

それは、がん、臓器不全症、認知症・老衰という三つの病態で、それぞれ3分の1ずつを占める。

このうち、臓器不全症、つまりは慢性心不全や肝硬変や肺気腫など、特定の臓器が機能不全を起こした状態の場合は、入退院を繰り返して

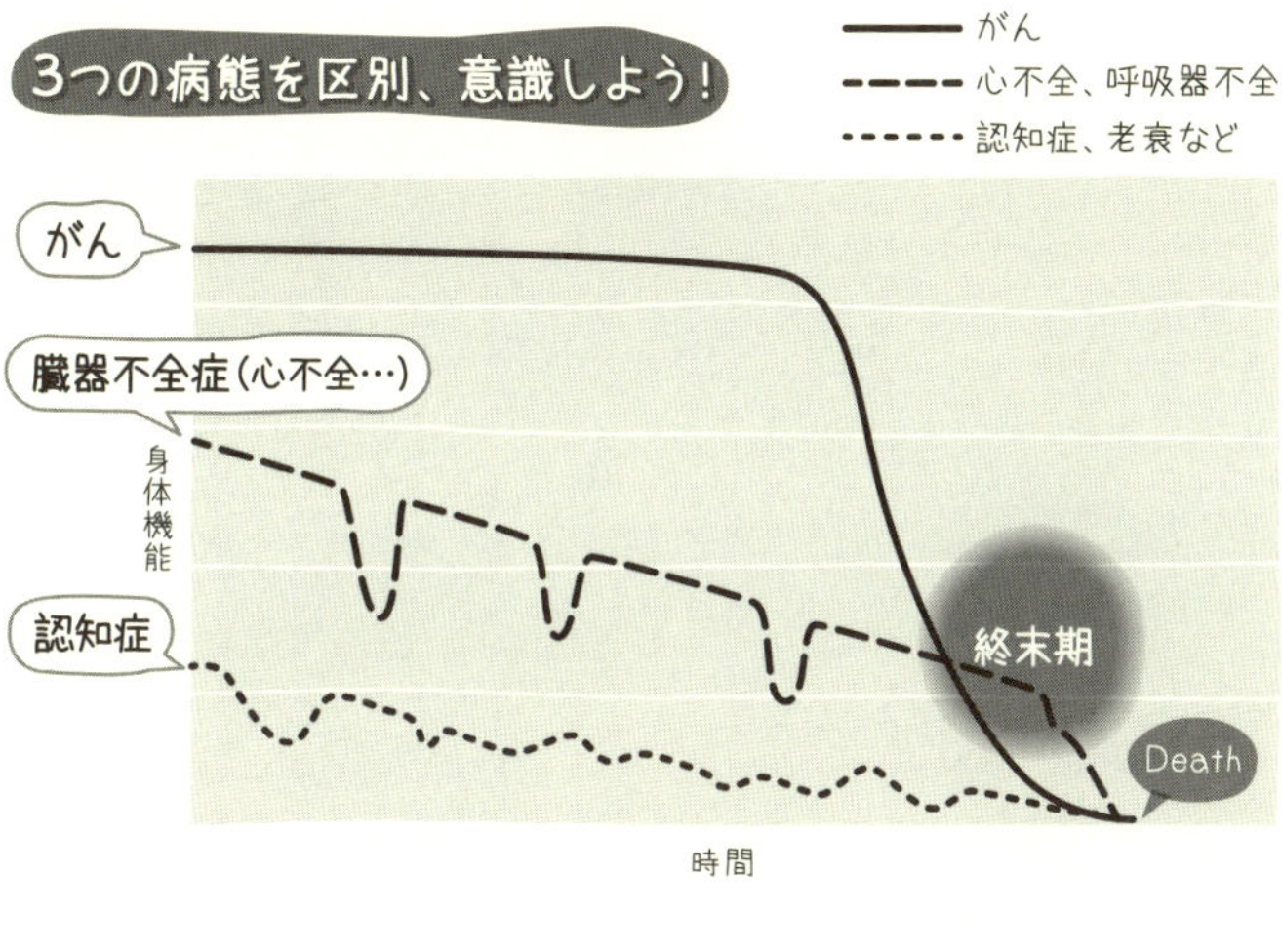

平穏死に至る。だから、在宅と病院との連携が非常に大事だ。入院治療のタイミングを逃さないためにも緊急往診をしっかり行いたい。

がんの終末期は、体重が落ちて、見た目にも痩せこけ、死相が現れるため、比較的わかりやすく、家族もあきらめがつきやすい。一方、**非がんの場合は終末期がわかりにくいことが多い**。見た目にもわかりにくい上、入院医療で劇的に良くなった経験が数回あれば、家族もあきらめがつきにくい。また**がんの平均在宅期間は1・5カ月**だが、非がんの在宅期間は非常に長期に及ぶ。特に認知症は年単位に及ぶので介護者が疲れてしまい、施設や病院のお世話になることが多い。もし在宅療養継続を希望されるのであれば、デイサービスやショートステイなどの介護保険サービスの活用が鍵になる。つまり地域のレスパイト機能を知りつくしたケアマネさんの出番である。非がんの在宅療養では、良いケアマネに恵まれることも、平穏死の条件となる。

だからこそ病院の専門医にも、終末期があることを意識してほしい。終末期を意識しなければ、最後の最後まで様々な治療をして、管だらけになり、苦しみながら亡くなることになる。それが良い終わり方だと信じている医師が多いことが私は気になる。在宅で平穏死した場合、死亡後の報告書やデスケースカンファレンスなどで病院医師へのフィードバックを行うことで、長い目で見ると病院医療者にも終末期ケアの土壌が育つのではないか。

在宅看取りはがんと非がんに分けられる。**がんの看取りはほぼ確立されているが、非がんの看取りはがんより難しく、議論はまだ始まったばかり。**しかし、本書のテーマである「平穏死」は、がん、非がんを問わない概念であることを再度、強調しておきたい。

「もう何もできない」と言ってくれる病院の専門医

優れた病院の専門医は、「ここから先は何もできない」と率直に言ってくれる。そう言える専門医こそが、素晴らしい専門医だと思う。これ以上は医療を施してももう効果が期待できない、医療を施す意味がないというポイントが必ずあるはずだ。それをわかりやすく上手に伝えられる専門医であってほしい。

しかし、退院時に「何かあったら病院に来なさい」と言う専門医が多い。患者を安心させるために言う善意の言葉だろうが、できれば「**何かあったらかかりつけ医ないし在宅医に相談しなさい**」と説明してほしい。そして、「もしかかりつけ医に連絡がつかない場合は、来て頂いても結構ですよ」と添えればいい。

多くの病院の専門医は、かかりつけ医や在宅医をあまり信用していないため、「何かあったらすぐに来なさい」とか「すぐに救急車を呼びなさい」と言うことが多い。こうした救急車の使い方では、いずれ本当に必要な人の搬送ができなくなる可能性がある。終末期以前であればいいが、終末期以降ならば、**「ここから先は申し訳ないけれど、病院では何もできないよ」**と上手に引導をわたす専門医が本当の専門医だと思う。もちろん非がんであっても、緩和ケアという土台が必要であることはがんと同じである。

今は医学が発達したため、高度医療や移植医療で命を延ばすことができる時代だ。だからこそ、臓器不全症の終末期が非常にわかりにくくなっている。これからは臓器不全症こそ、終末期をめぐる議論が非常に重要になってくると思う。

第9章のポイント

- 非がん（臓器不全症や認知症など）の終末期は、がんに比べてわかりにくい。
- 平穏死の考え方はがんでも非がんでも変わらない。
- 終末期を判断できる病院の専門医は本物。
- しかし、医学の発達に伴い、臓器不全症の終末期がわかりにくくなっている。

第10章

間違いだらけの認知症の終末期医療

認知症を断るヘンな病院

友人から聞いた話だ。ある90代の町医者のこと。その先生はすっかりボケていて、1日中待合室のソファーで寝て、猫と遊んでいるという。ところが、そのクリニックは看護師さんが患者の話を聞いたり注射をしたりして切り盛りしているのだが、患者が絶えず、繁盛している。一体、なぜか？　理由は、「余計な医療をしない」と患者の評判がたったからだという。なんともシュールな話だ。

この例は極端だが、患者よりも医師のほうが認知症なんじゃないか、と思うことが時にある。

今、〝大認知症時代〟が進行中だ。高齢者の6人に1人が認知症と言われている。にもかかわらず、認知症と聞くと、受け入れを断る病院が少なくない。たとえば、在宅で診ている患者さんが急変して、受け入れ先の病院を探していたときのこと。「その患者さんは認知症がありますか？」と聞かれて、「あります」と言ったら、「無理です！」とガシャンと電話を切られたことが何度もある。そんな病院が結構あるのだ。

認知症は、「ある」「なし」ではなく、「程度」や「何で困るのか」の問題なのだ。そもそも今は超高齢社会で大認知症時代なのだから、**「高齢者であれば大なり小なり認知症はあるもの」**という前提で医療を行うべきではないだろうか。実際、どんなに高度な認知症があっても入院を断らない急性期病院もある。すべてが認知症仕様になっていた。この先駆例のように、今後のすべての医療はもはや認知症抜きでは考えられなくなってきている。

間違った認知症ケアが患者を早死にさせる

認知症医療も認知症介護も間違いだらけと感じる。そんな想いから『ばあちゃん、介護施設を間違えたら、もっとボケるで！』と『家族よ、ボケと闘うな！』という2冊の一般書を出したところ（両者ともブックマン社刊）、ベストセラーになり多くの支持を得た。

認知症の人のいわゆる「ＢＰＳＤ（周辺症状）」と呼ばれるものの多くは、間違った医療や介護がつくっているように思う。女性であればどうして「**嫁が財布を盗った**」と言うのかを考えてみたい。まず、介護は、「介護してあげる」という上から目線の介護になりがちだ。「介護する側」と「介護される側」という上下関係ができるため、本人のプライドが傷つけられたと感じて、暴れたり大声を出したりしてしまう。財布を盗られたという被害妄想も、その上下関係をなんとかひっくり返そうとする表れだ。介護の観点からは「**関係性の逆襲**」と呼ばれている。そう介護者から見たら、認知症とは「関係性の障害」なのである。ところが、こうした環境に置かれたことを無視して、大声を出す高齢者を静かにさせるために安易に鎮静剤が投与されたり、精神安定剤が投与されたりしている。抗精神病薬は、寿命を短縮させることが明らかになっている。間違った医療・介護で患者さんを早死にさせている現実を指摘した書籍が何冊か出ている。

徘徊に関しても、何かと誤解が多い。徘徊とは、あてもなく、理由も目的もなくさまようこととされている。しかし、一般的に徘徊と呼ばれる認知症の人の行動には、理由も目的もある。ただ、その理由や目的に勘違いがあるだけ。昼と夜を間違っている、退職したことを忘れて職場に行こうとする、など。実は目的のある行動で、目的をもって「移動」しているにすぎない。徘徊を困った行動ととらえるほうが間違いで、むしろ徘徊（＝移動）することで認知症はどんどん改善することを私は提唱してきた。今後取り組むべきは、認知症になっても安心して徘徊できる町づくりだ。福岡県大牟田市の安心して徘徊できる町を地域でめざす「認知症ＳＯＳネットワーク」の取り組みを大いに参考にしたい。**「安心して徘徊」のずっと先に「平穏死」がある**のだ。

ところが現実は、徘徊しないように施設や病院に閉じ込められることが多い。閉じ込められれば、周辺症状はますます激しくなる。徘徊への対応にしても、ケアや医療の対応が、本人の尊厳を奪ってしまっているケースが多い。

２００６年にがん対策基本法ができた。素晴らしい理念であり、がん医療は向上した。一方、がん拠点病院をトップにしたピラミッド型の、完全に上から目線の医療体制は「平穏死」の観点からみれば最期まで闘うことが増えたとも分析できる。よく〝ギリギリ在宅〟と言われるように、患者がそれを望んでも在宅には帰ってこない形になっている。すなわち、**最も大切な「地域」や「自宅」という概念がスコンと抜け落ちている**ような気がしてならない。そうした間違った形を認知症施策でも踏襲しているように見える。認知症の専門家は、認知症については診るが、認知症の人の生活はまったく診ていない場合がよくある。認知症における平穏死とは、患者さんの人間としての基本的な尊厳、つまり食事、移動、排泄を大切にした良い認知症ケアの先にあるものだと考える。

第10章のポイント

- 今後は認知症が標準の病院仕様に変容すべきである。
- 間違った認知症医療・ケアが患者さんの尊厳を損ねている。
- 徘徊とは目的行動である。
- 認知症の人も、食事・移動・排泄の尊重の先に平穏死がある。

第11章 間違いだらけのニッポンの胃ろう

世界一の胃ろう大国

今、日本では40万人もの人に胃ろうを造設されていると言う。この10年間で10万人増えた。これが世界的な傾向だと思っている医療者が多いが、胃ろうが問題になっているのは世界で唯一日本だけだ。

とは言え、日本は医療制度が最も整備されている国だからこそ、食べられなくなったときの対策として、経鼻栄養や高カロリー輸液といった人工栄養が進歩したという側面もある。そして、経腸栄養法の中で最も優れた栄養法である胃ろうは、最も安全で最も優れた人工栄養法である。

ところが、ここ数年のマスコミ報道が市民に誤って伝わった結果、いわゆる胃ろうバッシングとなり、「胃ろう＝悪」と考える市民が増えている。最近は、胃ろうを断り、「経鼻経管栄養ならいい」「中心静脈栄養ならいい」と言う患者が増えて現場は大変混乱している。しかし医療者の中にも、胃ろうの何が問題なのか、的確に指摘できる人は意外に少ない。

私は、**胃ろうは「良い」「悪い」ではなく、「どう使うか」が問題だ**と論じてきた。胃ろうをつくっている患者さんもたくさん診ているし、胃ろうをつくることを勧めることも日常いくらでもある。患者さんの病態により、胃ろうが似合う人、似合わない人がいる。適応は年齢や死生観によっても変わる。一方、ＡＬＳに代表される神経難病の多くは胃ろうの良い適応だ。加えて球麻痺が前面に出る脳梗塞も胃ろうの良い適応だ。一方、高齢者の純粋な老衰には胃ろうはあまり似合わないと思う。胃ろうによる人工栄養でまた復活して、胃ろうが不要になる人もいくらでもいる。胃ろうの適応がある人には、胃ろうという技術を上手に使えばいいだけだ。問題は、胃ろうの適応ではないケース、つまり過剰医療としての胃ろうが多いことである。また本人がリビング・ウィルで胃ろうを拒否していても家族の希望で胃ろうが造設される場合が少なくないことも問題である。

適応を考える――胃ろう造設を断る病院

胃ろう造設の適応を、平穏死の観点からあらためてまとめてみたい。

- 胃ろうで、全身状態が回復する可能性がある人
- 口からは食べられないが、胃や腸などでは正常な消化吸収ができる人
- 経鼻胃管（経鼻チューブ）を1カ月以上続けている人
- 今後も経腸栄養を1カ月以上続ける可能性がある人
- 現在の状態より、QOLが改善する可能性がある人

これらが胃ろう造設を考える大前提だと思う。こうした前提で、胃ろうの造設が可能だからと言って、老衰や認知症で食べられなくなったらすべて胃ろうというのはどうかと思う。また、食事を誤嚥するから胃ろうをつくるというのも間違いだ。

ある病院の胃ろう造設の専門医から、「うちの病院では、最近、開業医からの胃ろう造設を断ることがあるが、いいのでしょうか？」と相談されたことがある。私は「いいです

よ」と答えた。病院の専門医が適応かどうかを多角的に判断した上で家族とよく相談することが大切だろう。

なぜなら、前述した通り、胃ろうをつくらないほうがいい人がいるからだ。したがって、胃ろうの適応ではないと判断して帰す病院があっても当然だろう。

最近では、特別養護老人ホームから、「食べさせるのが大変だから胃ろうをつくってほしい」と依頼されることがある。食べさせるのが大変だから胃ろうをつくるという考え方は間違いだ。また、そもそも食べられる人に食べさせないのも、口から食べるという尊厳を奪う行為だ。私はたとえ手づかみでもいいから、少量でもいいから口から食べることを支えるべきだと思う。さらに後述するが、認知症や老衰の終末期に、食べると誤嚥でムセるので**「胃ろうを造設したのでもう食べさせない」という考え方は間違っている。**

ハッピーな胃ろう、アンハッピーな胃ろう

胃ろうを造設してハッピーになる人もいれば、アンハッピーになる人もいる。私は**「ハッピーな胃ろう」と「アンハッピーな胃ろう」**という表現を使って説明してきた。

「ハッピーな胃ろう」とは、胃ろうがあっても口から食べられること。生きて楽しむた

めの胃ろうだ。胃ろうのお陰で窮地を乗り越えれば、再び食べられるようになることがある。胃ろうで元気になる、褥そうが治るなどの恩恵がある場合もある。口から食べることが先にあり、足りない半分を胃ろうから補うというのが、ハッピーな胃ろうの定義だ。たった1割でもいい。少しでもいいから口から食べられるということが大事なのだ。

一方、「アンハッピーな胃ろう」とは、明らかに人間の尊厳を損ねている胃ろうのことだ。最も端的な例は、本人が、もはや意思疎通ができなくなった場合には人工栄養は望まないと書面（リビング・ウィル）で残していても、家族の希望で胃ろうが造設されることがある。また、人生の最終段階に至った人について、家族

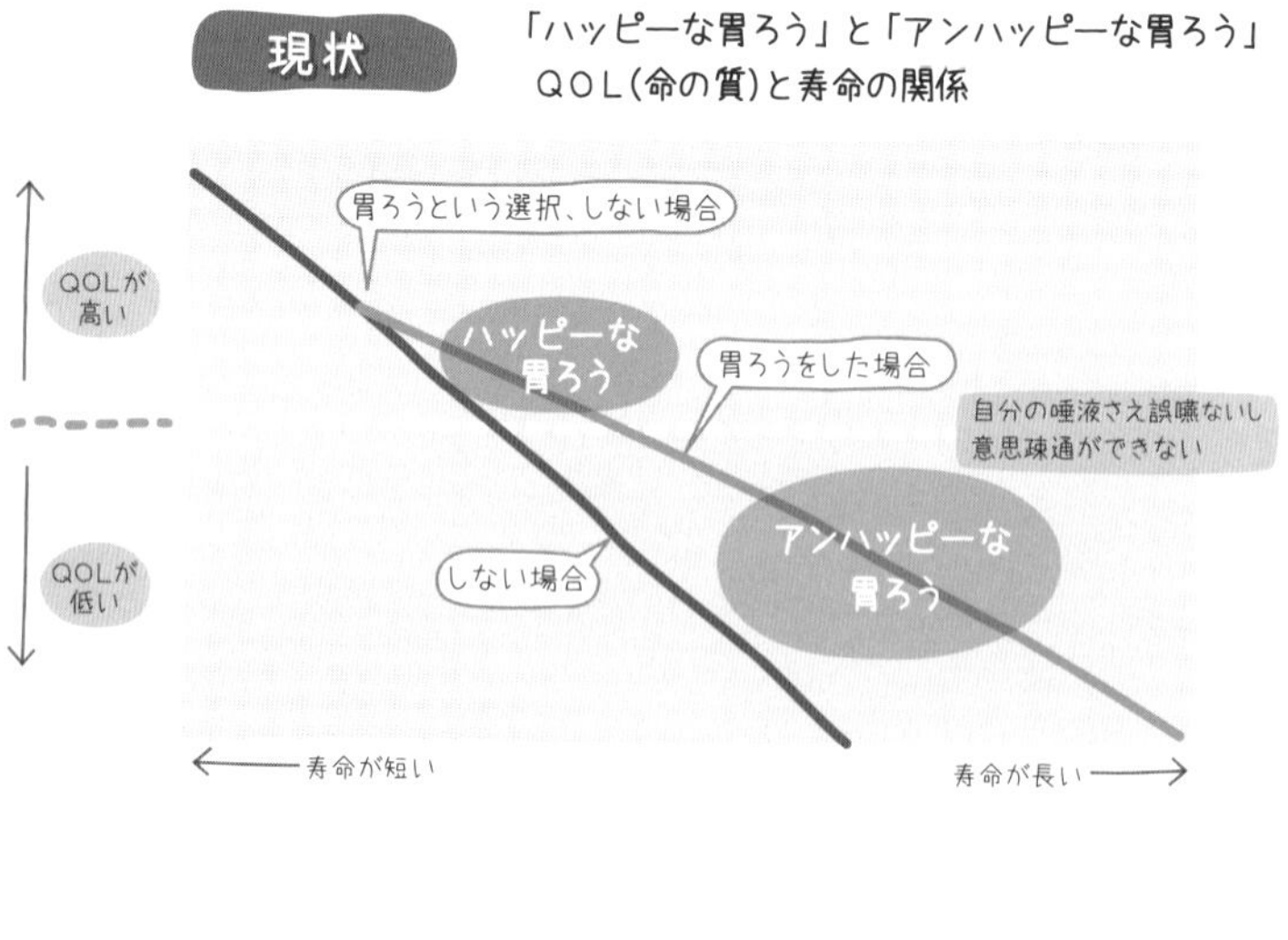

が本人のリビング・ウィルに基づいて人工栄養の中止を希望しても、現実にはなかなか中止できないという事情もある。こうした胃ろうはアンハッピーだろう。あるいは最もよくあるケースは、胃ろうがあるという理由だけでまだ口から食べられるのに食べさせてもらえないというケースで、これもアンハッピーな胃ろうであると考える。

もし胃ろうを造設するなら、ハッピーな胃ろうにするように医療者は努めなければならない。具体的には口腔ケアや嚥下リハビリなどの食支援が何より大事だ。胃ろうを造設したからこそ**オーラルマネジメント（OM）**を何より重視してほしい。

最近、胃ろうを造設して在宅に戻った患者の

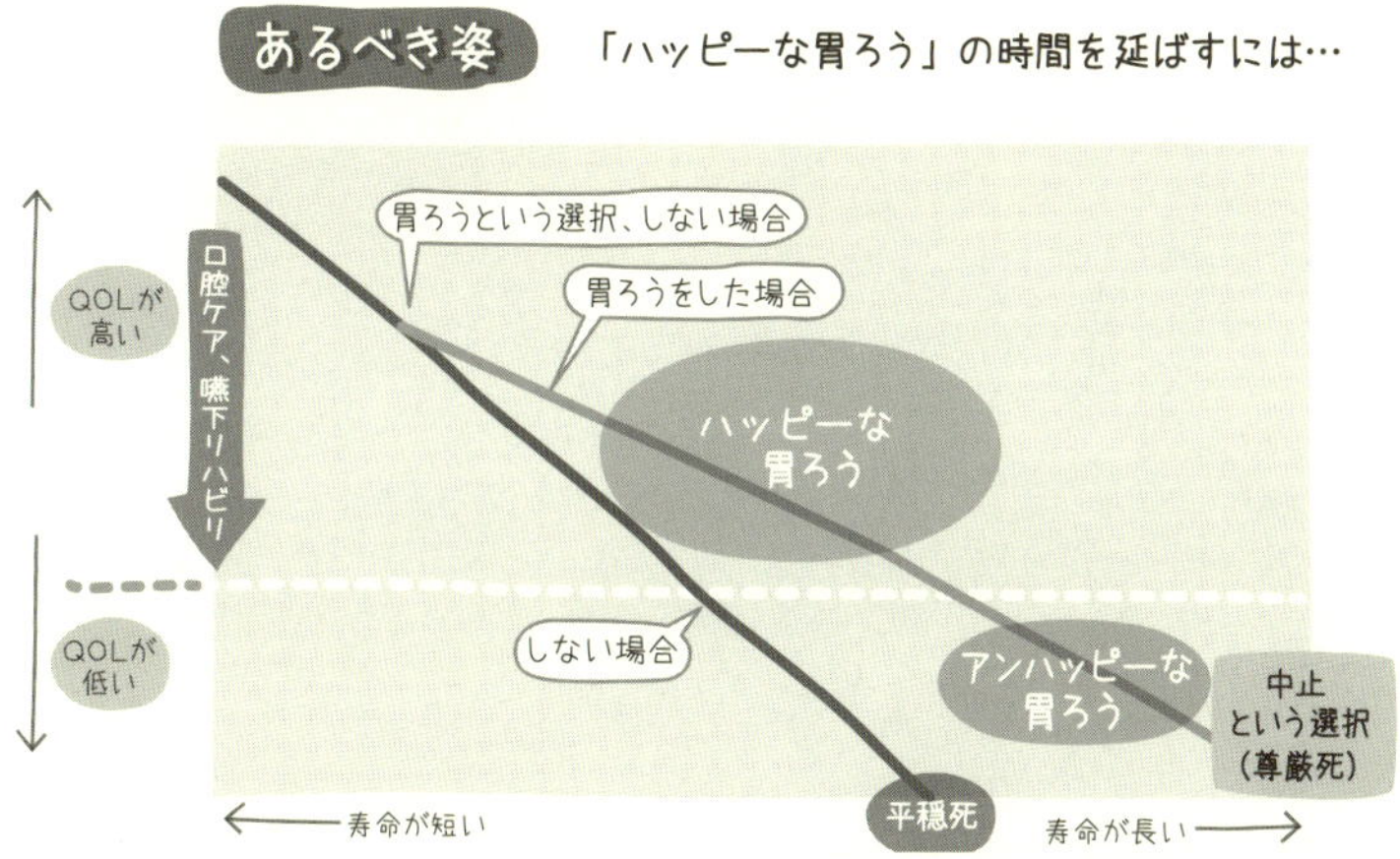

うち、7割の患者さんが口から食べているという学会発表を聞いた。実は、私自身がマネジメントしている胃ろうに関してもおおむね同じ割合である。この7割という数字をどう解釈するのか。多くが胃ろうがあっても食支援をしていると解釈するのか、多くが過剰医療を行われていると解釈するのか、検証が必要である。

「つくる、つくらない」ではなく、「食べさせる、食べさせない」

日本の胃ろうの議論は世界的に見ると完全にガラパゴス化している。胃ろう問題がこれだけ議論になっているのは日本だけだ。欧米では食べられなくなったら終わりという割り切った考えが大勢だ。そもそも食事介助は日本では美徳だが、海外では虐待と考えられている。もちろん医療経済的な理由もあるだろう。日本は胃ろうが国民皆保険制度でカバーされている国だからこそ、胃ろうを上手に使ってほしい。私は胃ろうをよく包丁に喩える。包丁は便利な料理の道具であるが、使い方によっては凶器にもなりえる。だからといって、包丁が良いとか悪いとか言う人はいない。包丁をどう使うかの問題なのだ。胃ろうも包丁と同じであると。**胃ろうを「つくるかつくらないか」よりも、「食べさせるか食べさせないか」のほうが上位の問題**であると考える。

決して誤解して頂きたくない点は、私が説く平穏死の思想は胃ろうを否定しているわけではない点だ。胃ろうをするなとは一言も言っていない。「胃ろうを上手に使いましょう、そしてもし胃ろうがイヤだという本人の意思表示があればそれは最大限尊重されるべきです」と主張してきた。平穏死の思想＝胃ろうバッシング、であると思っている医療者がおられるのであれば、それは誤解であることをここで明言しておきたい。

おそらく本書の読者も含めて今生きている人の半数は、自身の人生の中で胃ろうをつくるかどうかという選択を迫られるはずだ。私は医療者こそ率先して、自分が意思表示をできなくなった場合に備えてリビング・ウィルを表明しておくべきだと思う。「私は胃ろうを希望する」とか、「しない」とか。しかし現実にはリビング・ウィルを表明している日本人は、たった0・1％にすぎない。大半は家族と医師が胃ろう造設の判断をしているのが現状だ。

誤嚥性肺炎は夜つくられる

現在の日本人の死因の第3位は肺炎だ。従来まで脳卒中が第3位であったが肺炎に座を奪われた。肺炎が3位に上昇した理由は高齢化に伴う誤嚥性肺炎の増加だ。後期高齢者の肺炎の9割は誤嚥性肺炎である。加齢とともに気道と食道の切り替えがうまくできなくなり誤嚥する。誤嚥というと市民は食事中に話をしてムセる姿をつい連想する。確かに若者でもムセるが、肺炎になったという話は聞かない。胃透視のときにバリウムを誤嚥する人がいるが肺炎に至るケースはきわめて稀だ。一つには咳をしっかりして食べ物を痰として喀出するからだ。そして、そもそも食塊は細菌の塊ではない。

食事中にムセやすくなった高齢者が誤嚥性肺炎で入院すると担当医から「もう一生食事をしたらダメ。胃ろうを入れなさい」と言われることが多い。しかし胃ろうを造設しても誤嚥性肺炎を防げない。反対に胃ろうのほうが誤嚥性肺炎のリスクが高くなる。

実は高齢者の誤嚥性肺炎は、夜寝ている間に口腔内の唾液や胃から口に逆流したものが気管内に垂れこんで起きることがわかってきた。昼間ならばムセて咳をするので痰として排出できるが、睡眠中はそうした喉の反射が低下して不顕性誤嚥が起こる。

では、誤嚥性肺炎を予防するにはどうすればいいか。第一に、口腔内を綺麗な状態に保つことだ。歯垢1㎎中には10億個もの雑菌が生息する。食後は口腔内の雑菌が増えるので、歯科医や歯科衛生士さんの指導による食後の歯磨き、口腔ケアと嚥下リハビリが大切だ。特に胃ろうを造設して口から食べられない人ほど口腔内細菌が増えるのでオーラルマネジメントが大切である。

第二に、最近急増している逆流性食道炎に注意することも大切だ。胃の内容物が食道〜口腔内へと逆流して誤嚥する。内臓肥満（メタボ）も逆流性食道炎の危険因子だし胃切除後の方も要注意であるし、食後の体位指導が必須だ。

第三に、睡眠薬をできるだけ投与しないことだ。睡眠薬を飲んで寝ると夜間の不顕性誤嚥が確実に増える。

第四に、定期予防接種を受けることだ。毎年のインフルエンザワクチンと5年ごとの肺炎球菌ワクチンを必ず打ちたい。インフルエンザウイルスで肺炎になるのではなくインフルエンザ罹患後に免疫能が低下した状態で二次的に入ってくる細菌によって肺炎が起こる。公費助成があるのでインフルエンザワクチンは1000円で、肺炎球菌ワクチンも年当たり1000円程度で打てる。つまり年間たった2000円の自己負担で肺炎死を半減できるというエビデンスを、医療者はもう少し啓発すべきではないか。

市民はがんや心筋梗塞に関する知識はあるが、肺炎に関しては意外に知らない。死因第3位に上がった肺炎予防の啓発は、平穏死の考えと矛盾しないどころか第一歩であると考える。**平穏死とは、QOL寿命を最大値にした先にある穏やかな最期**である。

肺炎死は日々の習慣である程度予防が可能だ。しかしそれでも予防しきれない、そして治療しきれない終末期が来る。誤嚥性肺炎を繰り返す人は、器質化肺炎になり在宅酸素療法（ＨＯＴ）の適応となり終末期を迎えることもある。どこからが終末期であるのかは大変難しい判断ではあるが、終末期は必ずある、ということを意識しておくべきだ。

第11章のポイント

- 日本は世界一の胃ろう大国である。
- 胃ろうを造設しても経口摂取の可能性をあきらめず、嚥下リハビリと口腔ケアを続けるべきである。
- 誤嚥性肺炎は夜間の不顕性誤嚥により起こる。二つの予防接種がリスクを半減させる。

第12章 間違いだらけの緩和ケア

緩和ケアという概念に対する誤解

緩和ケアという概念は、いまだに誤解が多い。まず、緩和ケアは、緩和ケア病棟、ホスピスという建物の中にしかないと考える市民が多い。しかし私は、地域の中に、生活の中にこそ、緩和ケアは存在していると主張してきた。

また、緩和ケアは、がんのみを対象とするわけではない。すべての病気、すべての病める人が対象なのだ。そして終末期だけではなく、すべての病気の始まりから緩和ケアがあるべきだ。がんでも、他の慢性病でも、病気を告知されればショックを受ける。そこから緩和ケアは始まらなければいけない。本書は終末期医療をテーマとしているが、病気の診断時から緩和ケアが継続しているからこそ、穏やかな終末期があると考える。すなわち、**緩和ケアは平穏死の土台である**ことを強調したい。

スピリチュアルペインは4番目ではなく1番目

痛みには、4種類あると言われている。肉体的痛み、精神的痛み、社会的痛み、霊的痛み（スピリチュアルペイン）の四つを合わせてトータルペインと呼ぶ、と多くの教科書に書かれている。この4種類の痛みについて語られるとき、常にスピリチュアルペインが4番目に来ていることに疑問を持っている。本来、スピリチュアルペインから考えるべきではないか。人間は感情の動物だ。病気になったら誰しも「なぜ？」と大きなショックを受ける。そのスピリチュアルペインを感じる能力が医療者の最低条件であると考える。

しかしそもそも、四つの痛みを区別できるのだろうか？　という疑問も浮かぶ。たとえば、終末期を迎えたがん患者さんが「もう早く死んでしまいたい」と言うことがある。もちろん「死にたい」とは、「元気になってもっと生きたい」という想いと表裏一体であろう。こうした悲嘆は、徐々に衰えていく自身に対する魂の痛みをまさに表出している。このようなスピリチュアルペインに医療者はどう対応すればいいのだろうか？

もちろん、モルヒネなどの薬剤や傾聴だけではスピリチュアルペインに向かいあうことはできない。患者は、悲嘆の表出の後の医療者の一言を待っている。そんな状況の中、どんな言葉を返すことができるのか、医学部でも医局でも決して習わない。世にある緩和ケア研修会には総論はたくさんあっても、肝腎の各論は少ない。ましてこうしたスピリチュアルペインへの対応は言語化しにくいという面もある。医療におけるコミュニケーションスキルはいまだ体系化されていないし、マニュアル化しにくいというジレンマもある。

こうした現状の中、2015年4月にめぐみ在宅クリニックの小澤竹俊先生や北里大学病院の小野沢 滋先生や私が発起人となり、**一般社団法人エンドオブライフ・ケア協会**を設立した。これまで各論が貧弱であったスピリチュアルペインへの対応を中心に据えた緩和ケアの具体的スキルの教育プログラムの開発と普及をめざしている。全国で研修会を開催し、スピリチュアルペインに対応できる人材を育成する予定である。詳細はエンドオブライフ・ケア協会が主催する研修を受講して頂きたいのであるが、ここでは平穏死の願いを叶えるためには、医療者が良いエンドオブライフ・ケアを提供できることが絶対条件であることを強調したい。在宅看取りの数や率だけで絶対的な評価はできないだろうが、看取り数や率は、実際のところ良いエンドオブライフ・ケアがなされていないと成り立たないと言えよう。

トヨタ女性役員の麻薬密輸報道の波紋

２０１５年６月、オキシコドンという薬品名が一挙に有名になった。トヨタ自動車の女性役員が、オキシコドン57錠を密輸した疑いで逮捕された事件が大きく報道されたからだ。既に役員を辞任し悪質ではないと判断され不起訴となり、事件は一件落着したかのように見える。しかしこの報道は、医療現場に大きな影を落とした。つまり先進国で最も遅れているると指摘されているわが国の緩和医療に「麻薬は怖いものだ」という印象を与え、冷や水を差した格好になった。

オキシコドンはがん性疼痛に有効だが、本報道以降、強い痛みがあるのに医療用麻薬を拒否する患者さんが増えている。私は在宅ホスピス医として常に何人かの末期がん患者さんを診ているが、麻薬を拒否した患者さんが数人おられた。明らかに今回の報道の影響である。医療用麻薬をまだ一度も使ったことのない医師や、麻薬免許は持っているが処方経験が少ない医師にも負の影響が懸念される。

今回の女性役員の行動は国内法に触れるので、逮捕という対応は当然であろう。しかしその後、あそこまでセンセーショナルな報道をする必要があったのだろうか。国立精神・神経医療研究センターの調査では、日本にはモルヒネ中毒患者は現在、ほとんどいない。医療用麻薬への大きな誤解と偏見を解いて、必要な人に必要な量だけ使えば大きな恵みとなる。日本は米国と違い医療用麻薬の規制が大変厳しいが、それは米国のように依存症や慢性中毒を出さないためだ。せっかく種々の医療用麻薬が使える時代になったのに、あの報道以降、その恩恵にあずかれない患者さんが増えている。医療用麻薬への誤解を解くにはまだかなりの時間が要りそうだ。私は今回の報道が、ただでさえ遅れているわが国の緩和医療の啓発に水を差すことを心配するものの一人である。

日本は医療用麻薬後進国

現在、日本の医療現場では3種類の医療用麻薬が使われている。モルヒネ、オキシコドン、フェンタニルである。2012年の統計によると、日本の国民一人当たりの年間オキシコドン消費量は世界71カ国中32位であった。世界平均13・5mgに対し、日本は3・6mgとかなり少ない。一方、モルヒネ消費量でみても日本は世界158カ国中42位と、先進国としては医療用麻薬の消費量が少ない。ちなみにオキシコドン消費量の第1位といえば断トツで米国だ。なんと世界のオキシコドンの81％が米国で消費されている。米国では日本とは異なり、比較的容易にオキシコドンが入手できるため、痛みの治療以外に嗜好目的で使う人が増えている。その結果、米国では依存症や慢性中毒が大きな社会問題となっている。かのマイケル・ジャクソンもオキシコドンを常用していたとテレビで放映されていたが、痛み止めではなく嗜好目的で使っていたのか。

日本人の医療用麻薬の消費量が少ない原因には、我慢強い国民性もあるのかもしれない。しかし市民だけでなく医師の医療用麻薬への根強い誤解がある。その背景には、麻薬に関する様々な歴史もあるのだろう。つまり、アヘン戦争というアヘンを巡って戦争にまで至った歴史や、いろいろな戦争のたびに麻薬中毒者が発生した事実や、米国では麻薬中毒者が増えているという現実が、そして今回の報道が日本における医療用麻薬の誤解を増幅させている。

モルヒネは医療用麻薬として適正に使われれば、薬物依存や慢性中毒にならず痛みを和らげる「良薬」であり、依存性はないことが証明されている。痛みがある状態では脳内の報酬系の神経活動は抑えられているので依存にならない。日本において医療用麻薬は厳しく管理されている。麻薬免許を持った医師しか処方できない。もし他人に譲渡したり不正使用すれば法律に触れ犯罪になる。処方されたモルヒネは薬だが他人に譲渡した時点で不正麻薬に変わる。

緩和医療後進国でもある日本

私が医師になった1984年、研修医として勤務した新大阪にある野戦病院には大学病院に入りきれない末期のがん患者さんが、続々と搬送されてきた。しかし当時、痛みの治療としてモルヒネはまだあまり使われていなかった。緩和医療という言葉もなかった。病院薬剤師にブロンプトンカクテルというモルヒネにワインを加えた水薬をわざわざつくってもらっていた。1989年に、モルヒネの効果が12時間続く（1日2回ですむ）「MSコンチン」という名前の医療用麻薬が発売された。コンチンとは、コンティニュー（効果が持続する）という意味だが、この薬の登場は衝撃的だった。しかし、それから四半世紀経過しても日本はまだまだ緩和医療後進国である。

1993年に公開された**伊丹十三監督の映画「大病人」**の中には、医師のこんな台詞がある。「モルヒネ？　冗談じゃない、中毒で廃人になったらどうするんだ！　副作用のコントロールも大変だし、病状を進行させる危険もある。まあ、亡くなる寸前になったら考えてもいい……」。この映画の公開からもう22年も経つが、日本の緩和医療はほとんど変わっていないことが残念だ。

モルヒネや麻薬と聞くと、反射的に眉をしかめる患者さんがほとんどだ。**「中毒になる」「死期を早める」「最期に使う薬」**というイメージがどうしても抜けない。こうした誤解はがんを扱っている医師ですら根強く、大変残念なことだ。死期を早めるどころか、モルヒネで痛みを取ると食事が摂れて活動量も増えるので命を延ばす薬である。さらに一部の医療用麻薬はがん以外の痛み、たとえば3カ月以上続く慢性疼痛にも使えることを知らない医師がまだ多い。

緩和医療は「地域」にある

先日、初診の患者さんの往診を依頼された。伺うと、乳がんの全身骨転移で七転八倒していた。がん診療拠点病院から出ていた薬は、ロキソニンだけであった。塩酸モルヒネ錠を処方し1錠飲ませると、すぐに痛みが和らぎ、笑顔と冗談が出た。在宅ホスピス医として医療用麻薬で痛みや呼吸苦を取るととても感謝される。

一方、ある日膵臓がんのがん性疼痛で悩む人を往診すると、既にオキシコドンが250mg処方されていた。しかし1回のレスキュー量はたった2・5mgでベース量の100分の1であった。担当のがん専門医は、「レスキューは何度飲んでもいい」と説明していたが、そもそもレスキュー量とベース量の関係を知らないようだった。実はこのようなことはよくある。種々の痛みは脳で感じるが、その感受性は人によって10倍、いや時には数百倍もの個人差がある。痛みが取れて笑顔と食欲が出るモルヒネの量は、少量から開始して徐々に増量しながら探る。その作業をタイトレーション（至適用量設定）というが、それをせずに、最少量に据え置かれている人もいる。

「平穏死」の根底には医療用麻薬を上手に用いた緩和医療があることを忘れてはいけない。一方、俳優の故・今井雅之さんは「モルヒネで安楽死したい」と述べた。気持ちはわかるが、モルヒネで安楽死することはない。

がん診療拠点病院の専門医は患者が亡くなる寸前まで抗がん剤治療に必死で、緩和医療が抜けていることが残念だ。かといって地域の在宅ホスピス医の緩和医療技術を信じてもいない。がん患者の9割以上を看取るクリニックがいくらでもある。緩和医療が適切に行われないとこのような数字にはならないはずだ。緩和医療はがん診療拠点病院だけでなく、地域の在宅医や訪問看護師が主に担う時代である。すなわち、緩和医療はあくまで「地域」にあるはずで、「病院やホスピスのいうハコモノ」だけにあるものではない。

緩和ケアとはセデーション？

終末期には、苦痛を鎮静する目的でセデーション（鎮静）が使われることが病院でも施設ホスピスでも在宅でもある。医療用麻薬や鎮静などの薬剤使用が緩和ケアの柱であると考える医師が多い。一方、スピリチュアルケアの基本は、傾聴や対話であり、タッチケアが重要と考える。確かに肉体的な痛みを取るためには鎮静の薬剤も重要だ。しかし深い鎮静は、平穏死にはあまり必要ではないというのが筆者の考えだ。鎮静には、持続的に意識を落とす深い鎮静（deep sedation）と、睡眠薬や精神安定剤のような浅い鎮静があるが、平穏死には浅い鎮静程度で十分であるというのが在宅看取り８００人の町医者としての個人的見解である。

臓器別縦割り医療が進む日本医療界では、がんの治療とがんの緩和ケアも分かれている。外科医が手術を行い、腫瘍内科医が化学療法を行い、緩和ケア専門医が緩和ケアを行う。患者が治療医と緩和ケア医の両方を回らなければ、緩和ケアを受けられないというのはどう考えてもおかしいが、現実にはよくある話だ。本来は、治療医が緩和ケアも行うのが理想だろう。

また、がん治療医とがん緩和ケア医が互いに連携を取って医療を行っていればいいが、両者が仲が悪いケースが散見される。「緩和医療を受けたいので、緩和ケア科に行きたい」と言い出したら主治医から「まだあんなところに行く必要はない！」と止められたという話を患者から直接聞くことが何度かあった。

がんと診断されたときからの緩和ケアが謳われて30年も経つが、まだまだ課題が山積だ。「緩和ケアとは何か」という認識自体を改めなければいけないし、早期から緩和ケアを行うことで穏やかな最期が約束されるということを知ってほしい。つまり、スピリチュアルペインへの対応を中核とした緩和ケアのスキルは平穏死に必須である。

第12章のポイント

- がん、非がんを問わず、緩和ケアが平穏死の土台である。
- スピリチュアルペインの対応が重要であり、エンドオブライフ・ケア協会を設立した。
- 緩和ケアのメインはセデーションではない。
- がんと診断されたときからの緩和ケアは四半世紀経っても実現できていない。

第13章

各医学会の終末期ガイドラインは役に立つのか

各医学界からの相次ぐ終末期ガイドラインと法的担保

日本老年医学会の「高齢者ケアの意思決定プロセスに関するガイドライン」や日本医師会や厚労省の終末期ガイドラインなど各界から相次いで終末期のガイドラインが発表されてきた。さらに今春、日本救急医学会、日本集中治療医学会、日本循環器学会は、3学会合同で「終末期医療に関するガイドライン」を発表した。治療しても数日以内に死亡が予想されるとき、本人の意思が明らかでなく家族が判断できない場合は、主治医を含む「医療チーム」で延命治療を中止できるといった指針が述べられている。今後、これらのガイドラインを医療現場でどう活かすかが大きな課題となっている。さらに医療・介護者のみならず全国民へのわかりやすい周知が急務である。今回の3学会の合同作業は高く評価できるだろう。そして最終的には日本医学会ないし日本医師会が専門家集団として、わが国のガイドラインとしてひとつに統合することをめざすべきであろう。

一方、超党派の百数十名の国会議員が「終末期の医療における患者の意思を尊重する法律案」の上程をめざして議論を重ねはじめてから9年が経過した。リビング・ウィル（LW）の法的担保に関する議論に私も参加してきたが、残念ながら議論は停滞している。ちなみに先進国でLWが法的担保されていないのは日本だけだ。しかし日本医師会、難病や障害者の患者団体、日本弁護士会、全日本宗教連盟（仏教、神道、キリスト教）などの多くの団体は、LWの法的担保には反対の立場を表明している。ただし、現在議論されているのはあくまで**「尊厳死法制化」ではなくて「終末期の医療における患者の意思を尊重する法律案」**であることを、ここに明記しておきたい。私は「安楽死」とよく混同される「尊厳死」という言葉を使わずに「平穏死」という言葉を用いて数冊の書籍を書いてきた。今後、立派な終末期ガイドラインがあるから法的担保は必要ないとするのか、それでも法的担保は必要だとするのか、国民的議論が待たれる。

〝患者不在のガイドライン〟とならないために

7章でも触れたように、あるがん診療拠点病院のキャンサーボードでは抗がん剤治療の継続是非は「がん専門」と名がつく専門職だけで決めており、患者さんの意見は一応参考にするが、患者さん自身は抗がん剤継続か中止かの話し合いには参加できないという。一番大切な抗がん剤の〝やめどき〟を患者さん抜きで決めている現状に疑問を感じない専門職ばかりであること自体に大きな疑問を持っている。

大切なことは、医者の想いと患者さんの想いはまったく違うことをまず知ること。十分なインフォームド・コンセントをしたから患者の想いは十分聞いた、は間違い。また十分な意思決定支援をしたから患者の気持ちは理解している、も間違い。「医者は患者の想いを永遠にわからない」という前提に立って、スピリチュアルペインを傾聴し、患者さんの心に響くボールを投げ返す力を持っていないと医療者とは言えない。単なるコミュニケーションスキルの話ではない。人間対人間の本音の会話、とでも言おうか、そうした対話の先に平穏死がある。

抗がん剤治療中の患者さんは、常に死と向き合っている。しかし「患者の死や人生に向き合っていない医療者が多い」と患者さんが感じている現状は大変残念だ。人生の最終章の医療というと何か特別なものだと考えがちだが、実際にはがん医療であれば、抗がん剤の〝やめどき〟以降がまさに人生の最終章なのだ。そして死を前にした患者さんには、ガイドラインなんてどうでもいい。ただただ穏やかに最期まで自宅で普通に暮らしたいだけだ。患者不在のキャンサーボード同様、患者不在の終末期ガイドラインにならぬようなチェックも必要だ。また、**今後、各学会の枠を超えての「治療ガイドライン」と「終末期ガイドライン」との〝連携〟を深めるべき**であろう。そしてできれば患者さん自身も、議論に参画すべきであろう。〝終末期〟が単独で存在するわけではなく、実際には〝治療〟と重なっていることを意識すべきであろう。

「治療期」と「終末期」の連携と連続性

これまでに発表されてきた各医学会からの終末期ガイドラインを理解して、日常診療に活かせている医師が日本中に一体どれほどいるのだろうか？　ましてや、介護施設の職員や、国民にまで周知されているだろうか？　終末期をまず感じるのは患者本人であり、患者が意思表示できない場合は家族が決めることになる。そういう意味では、一連の終末期ガイドラインはわかりやすい形で国民に周知されていなければ意味がないのではないか。

さらに、具体的な適応を考えていくと、**「治療期」と「終末期」のガイドラインがバラバラに存在していては困ることが多い**のではないか。医療は「治療期」と「終末期」に分けられ、治療期のガイドラインは、領域ごとあるいは疾患ごとに作成されている。ただ、それらと終末期のガイドラインとが別々に存在しているのが現状だ。本来は、つながり、重なるものであろう。

なぜなら、現実は「昨日までは治療期で、今日から終末期」と、明確に線引きができるわけではない。あくまでも連続しているはずだ。治療期のガイドラインと終末期のガイドラインが重なっていなければ、診療現場では、どこから終末期のガイドラインを適応すべきかわからないだろう。今後は、治療期ガイドラインから終末期ガイドラインへスムーズにつながるよう、具体的なケースで検討を重ねて、決して机上の空論に終わらせてはならない。

患者さんには「延命と縮命の分水嶺を感じて自分から口にする」ことを啓発する一方、プロである医療者は「治療期」と「終末期」の連携と連続性について議論を深めるべきだ。

両者が、平穏死実現の両輪となる。

第13章のポイント

- 各医学会から終末期ガイドラインが発表されているが、臨床現場で活かされているのか検証が必要である。
- リビング・ウィルの法的担保について10年間国会で議論されているが停滞している。
- 「尊厳死法制化」ではなく、「終末期の医療における患者の意思を尊重する法律案」の国民的議論が待たれる。
- 平穏死の実現のために、「治療期」と「終末期」の連携と連続性について議論を深めるべきである。

第14章 リビング・ウィルとは

そもそも、リビング・ウィルとは？

遺言状とは、自分の死後の財産分与などに関する意思表示を書面に残すものだ。一方、**リビング・ウィル**とは、生きている間の医療に関する意思表示を書面にするものだ。「いのちの遺言状」とも訳されている。具体的には、まだ生きているけれども、たとえば交通事故で遷延性意識障害になったり、あるいは認知症が進行したり、がんの末期で意識朦朧となり、もはや自分の意志表示ができなくなったときのために、「もし自分の命が不治かつ末期であれば、延命措置を施さな

リビングウィル（LW）とは？

◎不治かつ末期に陥ったときの自分の延命措置に関する希望。

◎米国と日本とではLWを表明している割合が大きく異なっている。

米国　41%

日本　0.1%

◎さらに、内容がオーダーメイドか既製品かの違いもある。

いでほしい」との意思表示をした文書だ。

人生の最終段階の医療において、患者は自分の医療を自分で選ぶ権利を有すると考える。リビング・ウィルを啓発して医療者にそれを尊重してほしいとお願いしている人権団体が、「一般財団法人 日本尊厳死協会」であり、私は協会の副理事長を拝命している。協会では、リビング・ウィルを表明した約12万人の会員のリビング・ウィルの管理と毎年の意思確認を行っている。

日本尊厳死協会が発足したのは、1976年（昭和51年）だ。この年は、偶然にも、病院死と在宅死の数が逆転した年でもある。まるで将来を暗示するかのように運命的に誕生した。当時は安楽死という言葉しかなかったため、最初の5年間は「日本安楽死協会」と名乗っていたが、その後尊厳死という言葉が使われるようになり、1983年に「日本尊厳死協会」に改名した。そういう歴史があるために誤解されやすいので、私は今回「平穏死」という言葉を使っている。**日本尊厳死協会は一貫して安楽死には反対している**ことだけは明記しておきたい。

麻生太郎さんはオーダーメイドのリビング・ウィル

2013年3月の参議院予算委員会で、自民党の麻生太郎氏は、「私は毛筆で書いたリビング・ウィルを持っている」と答弁された。リビング・ウィルには様々な様式があり、遺言状のように公証役場で作成してもいいし、麻生さんのように毛筆で書いてもいい。公正証書遺言状は公証役場に行って、作成しなければいけないが、法的担保のないリビング・ウィルは、形式は特に問われない。もちろん、自宅で自由に書き記してもいい。

ただ、一般的には日本尊厳死協会のリビング・ウィルがわが国ではひな型になっている。「リビング・ウィルを書きましょう」と啓発している団体が全国各地にたくさんあるが、いずれも日本尊厳死協会のリビング・ウィルを土台にしているようだ。

日本尊厳死協会のリビング・ウィルの内容は次の通りだ。

①私の傷病が、現代の医学では不治の状態であり、既に死がせまっていると診断された場合には、ただ単に死期を引き延ばすためだけの延命措置はお断りいたします。

②ただしこの場合、私の苦痛を和らげるためには、麻薬などの適切な使用により十

分な緩和医療を行って下さい。
③私が回復不能な遷延性意識障害（持続的植物状態）に陥ったときは生命維持措置を取りやめて下さい。

つまりは、①終末期の延命治療を拒否すること、②十分な緩和ケアを受けること、③遷延性意識障害に陥ったときの生命維持装置を中止すること——という三つが柱だ。あくまでも過剰な延命治療をやめてほしいという意思表示であり、医師が薬剤で死期を早める安楽死ではない。

世界のリビング・ウィルは4類型に分類される

世界には様々なリビング・ウィルがある。海外ではリビング・ウィルは当たり前の基本的人権として日本以外の先進国では法的に担保されている。台湾においても2000年に台湾国会で法的担保が可決され、2度の法改正を経て現在も施行されている。

リビング・ウィルの具体的内容は各国で異なっている。横軸が、「家族を含むか、含まないか」、縦軸が「包括的か、個別的か」とすると、4類型に分けることができる。

日本のリビング・ウィルは、本人のサインのみで家族を含まない、かつ、「一切の延命治療を拒否する」という包括的な意思表示だ。一方、たとえばカナダのリビング・ウィル「Physician Order for Life-Sustaining Treatment（POLST）」は、胃ろうや人工呼吸、人工透析といった具体的な項目が列挙され、それぞれに「希望するか、希望しないか」という意思表示を行う個別タイプのリビング・ウィルで、米国でも使われている。

私は、個人的には、今後は日本のリビング・ウィルは包括的な意味はそのままで、家族も含めた意思表示に変わっていくべきであると考えている。というのも認知症になれば、リビング・ウィルを表明していることさえ忘れてしまうからだ。あるいは、突然の交通事故で遷延性意識障害になった場合には、

世界のLW～事前指示書の類型分類（私見）

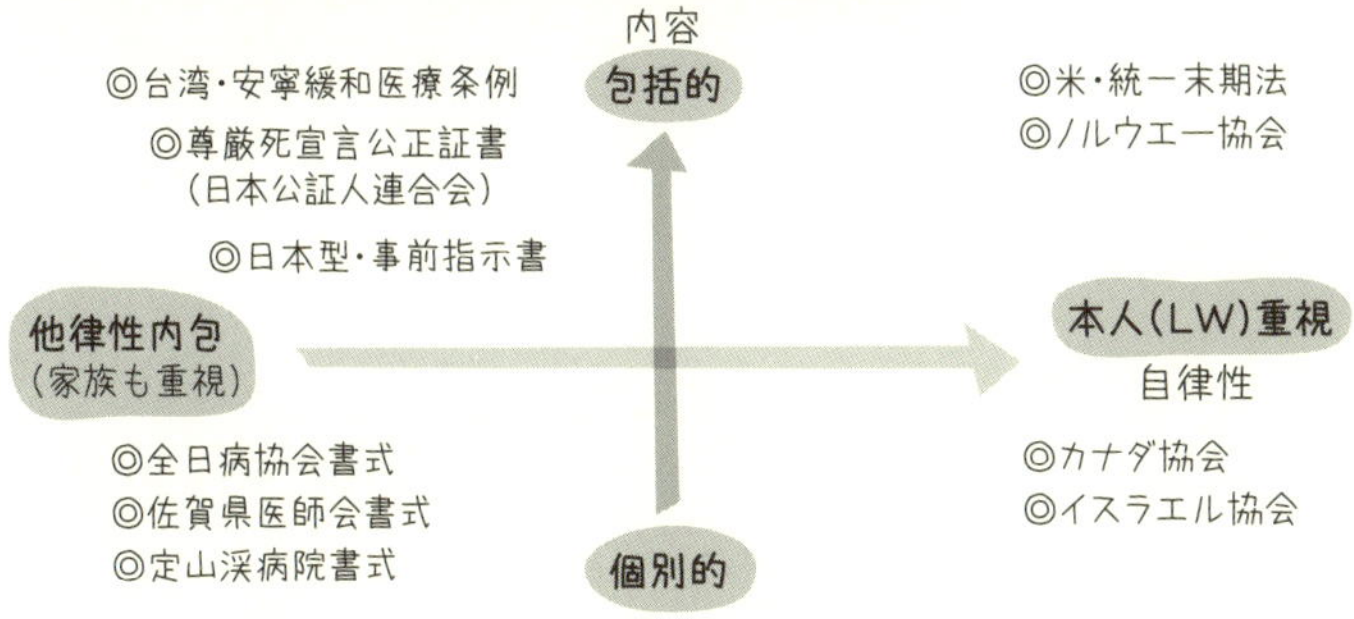

本人がリビング・ウィルを表明していることを医療者側はわからず、せっかくのリビング・ウィルが活かされないことがある。しかしあらかじめ家族や知人など、リビング・ウィルの代理人を事前に指定していれば、たとえ本人が忘れていたり、意識がなくなっても、本人の意思を尊重した医療をまっとうすることが可能となる。

このように、リビング・ウィルとそれを代行する人を定めた文書は「**事前指示書**（advance directive）」と呼ばれている。日本でも先進的な病院や施設では、法的担保はないが、既に事前指示書を取り入れはじめている。これから待ち構えている大認知症時代を想定すると、代理人をセットにしたリビング・ウィル（＝事前指示書）が平穏死の実現には欠かせなくなるだろう。

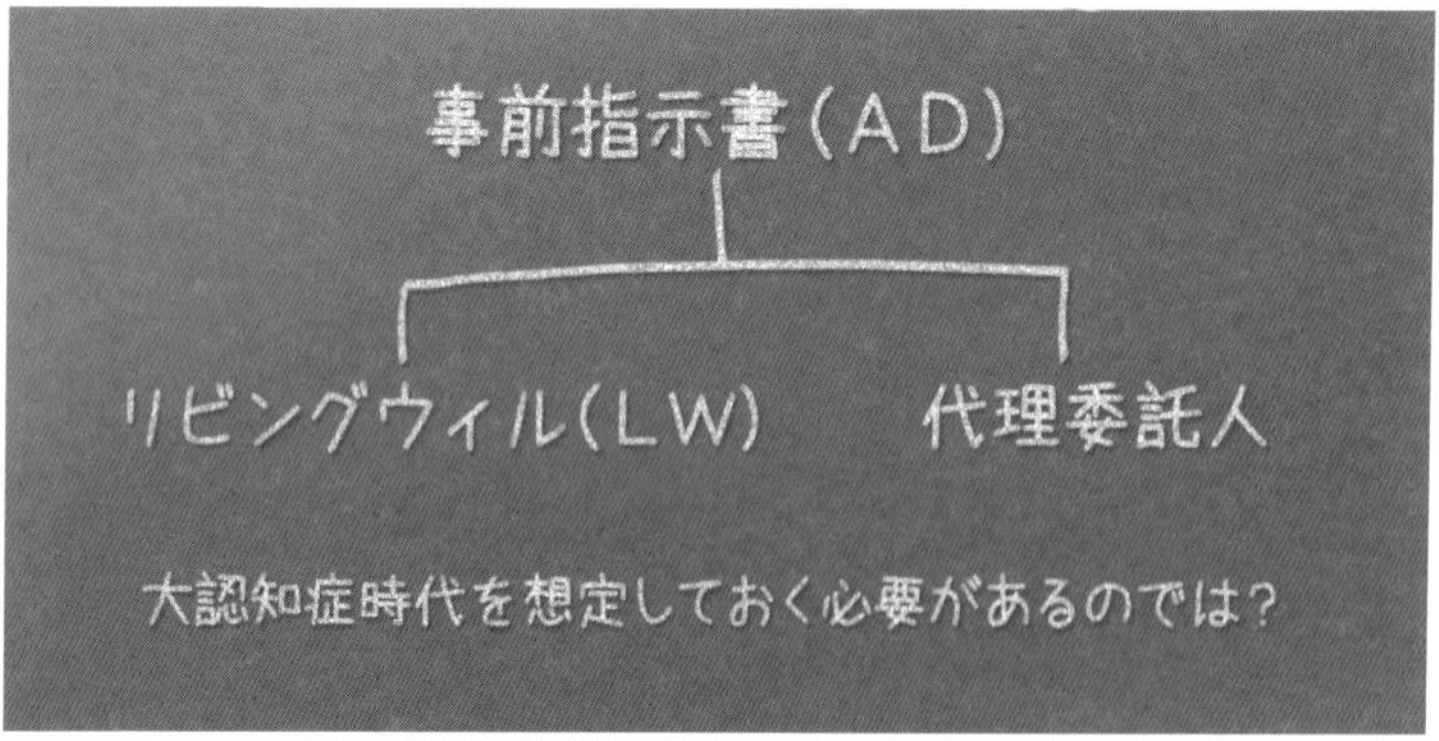

リビング・ウィルが法的に担保されていない日本

日本では、リビング・ウィルは法的な担保があるわけではない。つまりは、リビング・ウィルに従い、医療者が本人の意思を尊重する医療を行っても、死後に家族から医師が訴えられる可能性があるということだ。実は、先進国で、リビング・ウィルが法的に担保されていない国は、日本だけである。そのことを医療者であれば常識として知っておいてほしい。

しかし、すぐお隣の国、台湾では、あるひとりの看護師さんが中心になって長年活動した結果、2000年にリビング・ウィルが法的に有効になった。代理人も定めた事前指示書が法的に認められた。台湾の国会で全会一致で可決されたそうだが、成功大学の趙可式教授が立役者となった。彼女が**日本の映画「大病人」**を国会議員全員に一人ひとり見せて説明し、法的担保の必要性を説得した結果だという。2000年に法制化され、その後、2002年と2013年に2回改正されて、現在の形に至っている。本書では法制化の是非については触れない。それは国民の総意、つまり国会の仕事である。ただ、平穏死の願いに寄り添う医療者にとって、本人や家族から必ずリビング・ウィルや尊厳死の話が出ると思われるので、ある程度の知識は必要である。日本では法的担保はないにせよ、リビング・ウィルが尊重される医療を実現すべく最大限の配慮をすべきだろう。

「あなたさえいなければ……」

リビング・ウィルが法的に担保されていない日本では、患者の死後、子どもが出てきて医師を訴えるということがある。しかも、たとえ天国に行った患者本人はあの世でおそらく大満足していても、子どもが「延命治療を行わなかった」と言って、医師を殺人罪などで訴えてくる可能性がある。

患者本人の想いと、子どもの想いが違うということは医療現場ではめずらしくないどころか日常だ。たとえば、90代の男性が慢性腎不全で人工透析を提案されたとする。人工透析を行えば、少しの期間は延命できるかもしれない。しかし本人は「もう年だし、寝たきりだし、人工透析はもういい」と言ったとしよう。一方で家族は「年金がもらえるから是非とも人工透析をしてほしい」と言う。認知症や老衰への「胃ろう」の造設に関しても同様である。こうしたケースは今や決してめずらしくもなく今後、さらに増加するだろう。

こうした問題は、一概にどちらが「良い」とか「悪い」とは言えない。個々のケースで、どの選択肢が本人にとって一番良いのかを、皆で何度でも話し合い推定していく作業が必須だ。その際、もしリビング・ウィルがあれば判断には非常に役立つ。意思表示は口頭で言うだけでは不確かで、言った言わないの話になる可能性がある。直筆の遺言状でないと法的効力がないのと同様、やはりリビング・ウィルも文書で示しておくべきだ。

ただし、せっかく本人のリビング・ウィルを尊重しようと思っても、最後の最後になって遠くに住む長男や長女がいきなり登場して、穏やかな最期をぶち壊し、結局最後に管だらけになった患者さんをたくさんみてきた。心の中で何度、「あなたさえいなければ……」と、つぶやいたことだろうか。これは平穏死を多く診ている在宅医も病院勤務医も、医療提供者に共通する思いだろう。

盆暮れがチャンス!?

結局のところ、終末期の問題、リビング・ウィルの問題は、突き詰めれば家族の問題に行きあたるのではないか。日本は、家族の権限が非常に強大である。欧米諸国では本人の意思（リビング・ウィル）が絶対だが、日本では本人の意思よりも家族の意思が優先される。家族は医師を訴える権利を持っている。だから、医療者は本人の意思を尊重するのではなく、家族の意思を尊重せざるをえず、本人よりも家族の顔を見ながら医療を行う状況にある。

我々在宅医も、エネルギーの大半を家族への対応に費やしているのが実情ではないだろうか。患者さんの穏やかな最期を実現するには、実は、本人とのかかわり以上に、家族とのかかわりがポイントになる。本人の意思を尊重するためには、家族と密にコミュニケーションを取り、信頼関係を築き、「平穏死」を理解、納得してもらうことが欠かせない。

実際、携帯電話のショートメールやパソコンのメール、電話などのツールを駆使しながら、頻回に家族と連絡を取っている。子どもが複数いれば、それぞれに連絡を取り、それぞれと信頼関係を結ばなければいけないため、労力は2倍にも3倍にも増えることがある。5回も10回も同じ話をしなければいけないこともある。

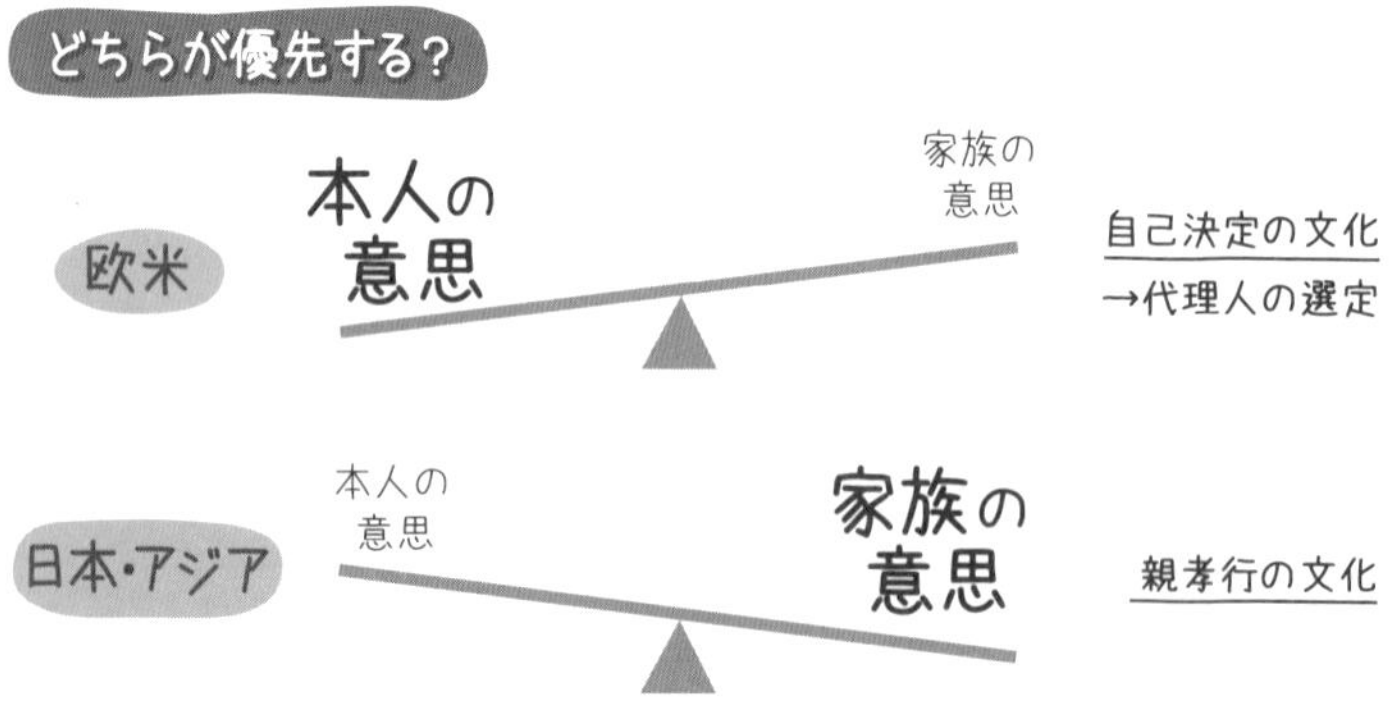

残念ながら、患者さん以上に、家族（特に子ども）とのコミュニケーションに膨大な時間を費やすのが現状だ。

そんな状況の中、お盆と暮れは、家族と話をする貴重な機会となる。普段は遠方に住んでいる子どもたちが孫をつれて実家に帰ってくれば、直接会って時間をかけてゆっくり話ができる。これらの時期こそ、上手に終末期医療への想い、そしてできれば自然に平穏死の話題につなげるようにしている。平穏死と題した書籍（巻末に列挙した）の活用も一法だろう。もし拙著がそんな会話の役に立つのであれば、望外の喜びである。

第14章のポイント

・日本は先進国で唯一、リビング・ウィルが法的に有効ではない国である。
・家族の権限が大きいため、本人の意思より家族の意思を優先しなければならない。
・遠くの家族と何度も密接に連絡を取り、コミュニケーションを深める作業が必要。
・盆暮れは、遠くに住む子ども（息子や娘）たちとゆっくり話すいい機会。

第15章

「安楽死」とは

29歳の〝安楽死〟報道から何を学ぶか？

ブリタニー・メイナードさんという29歳の米国人女性が、「2014年11月1日に安楽死する」という予告の通り、自ら死を選んだ。脳腫瘍で余命半年と宣言して、安楽死が認められているオレゴン州に引っ越し、医師から処方された薬を服用して亡くなった。

海外では安楽死自体はめずらしいことではないが、本人が死を選ぶ前に動画サイトにメッセージを投稿したことがきっかけで、全米でニュースになり、日本でも多くのマスコミが彼女の死を取り上げ、私のところにも何本もの取材が来た。それらの報道を見ていると、彼女の死にいくつかの代名詞や形容詞がついていた。「安楽死」「尊厳死」「自殺」――。

多くのメディアは、ブリタニーさんの死を、「尊厳死」と報じた。これは明らかに誤報である。ブリタニーさんの死は、「安楽死」あるいは「自殺」であり、決して「尊厳死」ではない。

では、なぜ一部のメディアは尊厳死と誤報したのだろうか。それは、欧米では、日本で言う「安楽死」のことを「Death with dignity」と呼ぶからだ。日本語に直訳すれば、尊厳ある死となるのだ。また、「Death with dignity」は、別名「Physician assisted suicide」。医者が介助する自殺のことだ。医者が薬物を用いて人為的に寿命を短くして命を絶つ行為を指す。その方法には次の2種類がある。

①医師が直接、薬剤を注射ないし点滴する方法
②医師が致死量の錠剤を処方して患者が自分で飲む方法

このうち、①の方法は100％死ぬが、②の方法の場合、錠剤を持っているだけで実際に飲む人は少ないそうだ。ブリタニーさんの場合は、②の方法を採ったが、本当に飲んでしまったため亡くなった。

日本で「自殺」と言うと、自ら行う自死をイメージする。しかし欧米では、自殺と言えば、「Physician assisted suicide」のことだ。日本のような自殺、つまり自死はキリスト教の精神に反する行為だから、彼らは選べないのだ。だから、医師に殺してもらうしかない。こうした感覚は、宗教的背景がまったく違うため、日本人には理解が難しい点だ。

しかし私は、前述の①の方法も②の方法も本質的には自殺だと思う。ブリタニーさんの死を「尊厳死」と誤報した大部分のメディアは、「Death with dignity」の日本語訳として尊厳死と伝えたのだろう。しかし、日本語で伝えるときにはブリタニーさんの件は「安楽死」と表現しなければ、議論が混乱するだけなのに残念であった。

事実、「安楽死や尊厳死は……」と、本来異なる二つの言葉を並べて語っている医師や有識者を、メディアで頻繁に見かけた。報じるメディア自身もかなり混乱していた。調べていくと、記事を書いた記者自身が尊厳死や安楽死を報じたこともないし、考えたこともないという。正しい議論を進めるには、まずは言葉づかいが重要だと思う。

Palliative sedationとは?

日本では安楽死は認められていない。ただし、終末期には「Palliative sedation」（緩和的鎮静）が使われる。耐えがたい苦痛を緩和するために意識を落とすまで麻酔薬を持続的に投与するという処置だが、疼痛緩和が目的である一方、結果的に死期を早めることがあるという。このPalliative sedationに関して、どう考え、どのように使うべきなのだろうか。つまり、「Palliative sedationで命が短くなってもかまわない」という意見（欧米）と、「いや、それは安楽死だからダメだ」という意見（日本）があるようだ。さらに「命が短くなっていたとしても、そうはならないようにしておこう」という意見を聞いたこともある。

2012年、スイスのチューリッヒで開催された「死の権利・世界連合大会」で出会った欧米の人たちにこの件について聞いてみたら、「多少なら短くなっても仕方がないじゃないないか。そんな些細なことより、苦痛の緩和のほうを優先するに決まっているじゃないか」と一蹴された。日本の緩和医療の世界ではどうなのだろう。つまり、尊厳死なのか、安楽死なのか。それとも、そんなことはどうでもいいのか。私はPalliative sedationをやらないので詳しいことはわからないが、大切な臨床倫理的命題としての現場の議論が必要だろう。

ディグニタス「看取りの家」の違和感

スイスやオランダ、ベルギー、ルクセンブルク、米国の4州（ワシントン、オレゴン、モンタナ、バーモント）では安楽死が認められている。

スイスでは、医療機関でも安楽死ができるが、EXIT（エグジット）、Dignitas（ディグニタス）、Life Circle（ライフ・サークル）という三つの安楽死組織がある。いずれもスイス国公認のNPO法人だ。2年前にスイスのチューリッヒで開催された「死の権利・世界連合大会」の総会に参加した際、チューリッヒ郊外にあるディグニタスが運営する「看取りの家」を見学させて頂いた。ディグニタスは、イギリス人やドイツ人など、外国人も受け入れている。ただし、日本人はまだ受け入れたことがないという。

イギリスやドイツは日本同様に保守的な国なので、安楽死が認められておらず、末期がん患者さんや医師が主導してスイスにわたり、安楽死しているのが現状だ。その大半が末期がんの患者さんだった。スイスにわたると、まずチューリッヒ郊外の病院で診察を受け、確かに終末期だと判断されたら、致死量の錠剤をわたされる。しかしすぐに死ぬわけではない。3日間ほど瞑想を行ったり、家族・友人らとこの世での最期の言葉を交わすという。さらに最後に皆でお別れパーティーをしてから、翌朝、1人になって錠剤を飲んで死ぬそうだ。死んだら、スイス警察が入って死亡確認をして、火葬し、骨になって、家族が母国へ持ち帰る。

現地を見学し、詳しい説明を聞き、正直なところ、自分がやっている在宅ホスピスのほうが断然いいと確信した。日本では自宅で平穏死することが普通にできる。しかし彼らはわざわざ海を越えて、百数十万円をかけて、ディグニタスに「死ぬために」来るわけだ。彼らは「平穏死」というものを知らないのだな、と思った。

平穏死という概念は、世界からみたら非常に新しい概念だと思った。日本の医療界でも平穏死は、まだ十分に知られていないが、世界的にみても新しいようだ。なぜ、平穏死が海外ではできないのかと言えば、「待てない」からだと思った。安楽死というのは、医療処置で死期を早めること。逆に、尊厳死や平穏死は「待つ」という言葉に置き換えることができる。日本は、待つことができる国である。なぜ待てるのかと言えば、国民皆保険制度と在宅緩和ケアの高い技術があるからだ。

一方、安楽死を認める国や州では、なぜ、それが認められたのかと言ったら、経済的な理由が主である。死期が近い人に早く死んでもらえば、医療費や税金を使わないですむという安易な考えが相当にある。日本でDignitasの「看取りの家」の話を聞いたときには、日本の3周先を行っているようにも感じたが、実際に現地を見学して説明を聞いたら、実は日本が一番進んでいるのではないかと感じた。

安楽死への潮流が強まる欧米

欧米では、安楽死への潮流が確実に強まっている。一番、安楽死に傾いているのがフランスだ。米国でもマサチューセッツ州では、安楽死法案が否決されたが、たった一票差だったという。

2014年9月「死の権利・世界連合大会」の総会が米国のシカゴで開催され、私は日本尊厳死協会の岩尾總一郎理事長とともに日本代表として参加した。世界25カ国から54団体の人が集まり、終末期医療について各国の情勢を聞いた。2大会連続で参加して、海外では安楽死への潮流が年々高まっていることを肌で感じた。しかも安楽死を選んでいるのは、以前はがん末期の人がほとんどだったが、各国とも認知症の人の割合が増えているという。

シカゴでの総会で見た映像が忘れられない。オランダ人の認知症のご夫婦のビデオだった。仲の良さそうなご夫婦がにこにこ笑顔でクリニックを訪れ、医師とカウンセリングをして、手をつないだまま一つのベッドに横になり、点滴を受けて安楽死するという内容だった。2人とも日本で言えば要支援1～2相当のまだまだお元気そうなカップルだった。

夫婦というのは、どんなに愛し合っていても、一緒に死ねることはそうそうないものだ。飛行機事故か無理心中くらいだろう。ところが、オランダでは、どちらも認知症になったら二人で安楽死を選ぶという夫婦がいた。「自己決定できるのが人間であり、認知症になったら自己決定が難しいから人間ではない」という考え方だからそのような選択になるそうだ。死にたいけれど、キリスト教では自死を選べないので医師に殺してもらうというわけだ。これが、オランダでは〝尊厳死〟とされているので驚いた。認知症は、一般的に末期がん以上に余命はわかりにくい。海外では、余命半年でもって終末期とすると聞いた。余命が半年もあれば、まだいろいろなことができるのに……、と思わずにはいられなかった。

「死ぬ権利」はないのか

私は、安楽死に一貫して反対してきた。シカゴでの会合でも、参加者全員が安楽死に関する議論を行う中で、ただ一人反対する旨の講演を行ってきた。**平穏死があれば、安楽死は必要ない**ということを、とにかく伝えたかった。完全にKY（空気が読めない人）だったかもしれない。

なぜ、私が安楽死に反対なのかと言うと、安楽死とは自殺だからだ。医師が介助する自殺だ。そう話すと、欧米の人から、「日本は自殺が許されている国じゃないか。安楽死しているのはたかだか年間数百人だが、日本では年間3万人近くが自殺しているのだろう?」と言われた。日本という国はそういう風に見えているのか、と唖然とした。しかし彼らからしてみれば、日本は「自殺が許されている国」なのだ。宗教も医療制度も文化もまったく違うため、日本と海外諸国を単純に比較することはできない。

しかし、自殺が身近な人たちに与えるショックの大きさ、PTSDを身をもって体験してきた者としては（私自身が自死遺族である）、自殺は絶対に良くないと断言したい。だから、安楽死にも反対だ。

せっかくこの世に生を受けたのに、そもそも「死ぬ権利」なんてないはずだ。私たちは生まれたくて生まれたわけでもなく、死ぬときにも自然に死ぬ。与えられた命があり、まっとうできるのだからまっとうすればいいと思う。決して緩和ケアがあることを忘れないでほしい。ただし残念ながら、「死に方」は選べない。ただ、過剰な延命治療が嫌だと思えば、自然に任せた穏やかな死を望む権利はあると思う。

認知症の人には「ベスト・インタレスト」を

社会保障制度が充実している国で意思決定が苦手な日本人は、認知症になっても「誰かがなんとかしてくれるだろう」と心のどこかで思っている。家族がなんとかしてくれるだろう、息子（娘）がなんとかしてくれるだろう、と。ボケてもなんとかなるだろうという文化があるため、欧米人のように「認知症になったらもう人間じゃない」と考える人は少ないだろう。

また、認知症になったからといって、まったく意思決定ができないわけではない。認知症になってもある程度までは十分、自分自身が受ける医療について意思決定はできる。

リビング・ウィルにしても、今までは心身が健康なときに表明するものとされてきた。しかし、そもそも「心身が健康」とはどういう状態だろうか。突き詰めて考えると漠然としている。健康の概念は時代とともに変わる。年を取れば物忘れは増えるし、多少の認知症は誰でも出てくるだろう。どこで線を引くかというのは、とても難しい問題だ。

認知症が進行したときの意思決定能力に関しては、海外でも大問題になっている。イギリスでは、２００5年に「Mental Capacity Act」という意思決定に関する法律ができた。その中心となっているのが、「ベスト・インタレスト」という考えだ。「その人らしい生き方」を皆で模索し、推定するのだ。ベスト・インタレストの原則とは次の通りだ。

1　本人の年齢や外見、状態、ふるまいによって「ベスト・インタレスト」の判断を左右されてはならない。

2　「ベスト・インタレスト」と特定に関係すると合理的に考えられる事情については、すべてを考慮した上で判断しなければならない。

3　本人が意思決定能力を回復する可能性を考慮しなければならない。

4　本人が自ら意思決定に参加し主体的に関与することを許し、促し、またそうできるような環境をできる限り整えなければならない。

5　生命維持に不可欠な治療を施すことが本人の「ベスト・インタレスト」に適うか否かの判断が問題になっている場合には、絶対に、本人に死をもたらしたいとの動機に動かされてはいけない。

6　本人の過去および現在の希望、心情、信念や価値観、その他本人が大切にしている事柄を考慮に入れて「ベスト・インタレスト」を判断しなければならない。

7

本人が相談者として指名した者、本人の世話をしたり本人の福祉に関心を持ってきた人々、任意後見人、法定後見人等の見解を考慮に入れて「ベスト・インタレスト」が何かを判断しなければならない。

〔Section 4(1)～(7) of the Mental Capacity Act 2005〕

こうして導き出された「ベスト・インタレスト」に従って、権限を行使することが求められ、かつ、法律で認められている。

本人がリビング・ウィルを表明していればいいのだが、海外でもリビング・ウィルを持っていない人がいる。日本では、ほとんどの人が持っていない。だから、皆で代理しようという考え方がベスト・インタレストなのだ。

また、イギリスのスコットランドでは、認知症の予備軍である軽度認知障害（ＭＣＩ）の人たちが、「自分たちのことは自分たちで決めよう」という団体を立ち上げた。その団体の役員は全員認知症患者だ。非常に良いことだと思う。認知症になっても、軽度であれば意思決定はできる。昨日の記憶もなく、今どこにいるかもわからず、家に帰ることはできなくても、介助・介護は必要であるし、結構な範囲で意思決定は可能だ。

一方、日本尊厳死協会では、2015年、「リビング・ウィル検討会」を数回開き、リビング・ウィルの改定を検討している。今後、認知症の人が急増する中、日本人にはどういったリビング・ウィルがふさわしいのだろうか。今までのリビング・ウィルは交通事故やがん末期の人を主に想定していた。これからは、世界共通の問題として、認知症になって意思決定が難しくなったときに延命治療をどうするか、を真剣に考えなければならない。ただ、認知症になってもある程度までは意思表示ができるということは忘れてはならない。さらに多少のサポートさえあれば十分意思表示できる人が相当数おられる。もしそれができないならば、本人がどう生きたいかを皆で考える時代になるのか。

できれば元気なうちにリビング・ウィルを残しておくべきだ。一方、リビング・ウィルの有効期限も話題になっている。たとえば臓器提供カードは、免許証の更新に合わせて有効期限を定めている。現在、日本尊厳死協会のリビング・ウィルは1年ごとに更新しているが、海外では3年ごとなど、有効期限に関しては様々である。こうした基本的な議論も今後、必要だろう。そして日本においてリビング・ウィルの法的担保が必要なのか、決して死をタブー視することなく広く自由に議論すべき時が来ていると思う。

第15章のポイント

- 米国の29歳女性の安楽死／自殺を尊厳死とメディアが誤報した理由をよく考えよう。
- 自然死、尊厳死、安楽死の違いについて知ろう。
- 欧米の終末期議論は安楽死法制化の方向にあるが、私は反対である。
- 日本は先進国で唯一、リビング・ウィルの法的担保がない国だが、自宅で平穏死できる国でもある。
- 認知症の人の医療行為を決めるために「ベスト・インタレスト」という考え方がある。
- リビング・ウィルや事前指示書の法的担保については国民的議論が必要である。

第16章

看取りに関する法律を知っているか

根強い医師法二十条の誤解

在宅での看取りは、法治国家である日本国では法律、すなわち医師法二十条に基づいて行われている。さらに、医師法二十条があるからこそ在宅看取りができると言っても過言ではない。では、医師法二十条にはなんと書かれているのか？

第二十条　医師は、自ら診察しないで治療をし、若しくは診断書若しくは処方せんを交付し、自ら出産に立ち会わないで出生証明書若しくは死産証書を交付し、又は自ら検案をしないで検案書を交付してはならない。但し、診療中の患者が受診後二十四時間以内に死亡した場合に交付する死亡診断書については、この限りでない。

「医師が自ら診察をしないで診断書を書いてはいけない」という内容だ。逆に言えば、「診察すれば死んでからでも書いていい」ということである。死亡診断書も診断書の一つだから、亡くなった人を診れば書くことができる。決して、「亡くなる瞬間に立ち会わなければいけない」とは書かれていない。亡くなった後で行って、既に亡くなった患者さんを診れば死亡診断書を書くことができる。それどころか、ついでのように続く但し書きの文章には、「最後に診察してから24時間以内に亡くなった場合は、そこに行かなくても（診なくても）死亡診断書を発行することができる」とまで書かれている。

つまり、今朝、尼崎で患者を診てから出張で東京に出ている夜に「息を引き取りました」と家族から連絡を受けたと仮定しよう。その場合、診察から24時間経っていないため、患者宅に行かなくても死亡診断書を書くことができるというわけだ。実際には患者さん宅に行かないということはないだろう。しかし仮に行かなくても全然問題はないですよ、と法律は謳っているのである。怖いくらいに大らかな法律が医師法二十条なのだ。これは昭和24年に施行されたが、上記の解釈が現在でも正しいことが平成24年の国会議論で確認されている。

ところが、「24時間以内に診ていないから死亡診断書を書けない、だから警察に届けなければいけない」と誤解している医師が多い。こうした誤った解釈が、「24時間ルール」と勝手に呼ばれて、都市伝説のように広まり在宅看取りの阻害因子の一つになっている。

このような誤解がなぜ生じたのかと言うと、医師法二十一条と混同しているからだ。二十条と二十一条には、どちらも24時間という数字が並んでいる。その医師法二十一条には、次のように書かれている。

> 第二十一条　医師は、死体又は妊娠四月以上の死産児を検案して異状があると認めたときは、二十四時間以内に所轄警察署に届け出なければならない。

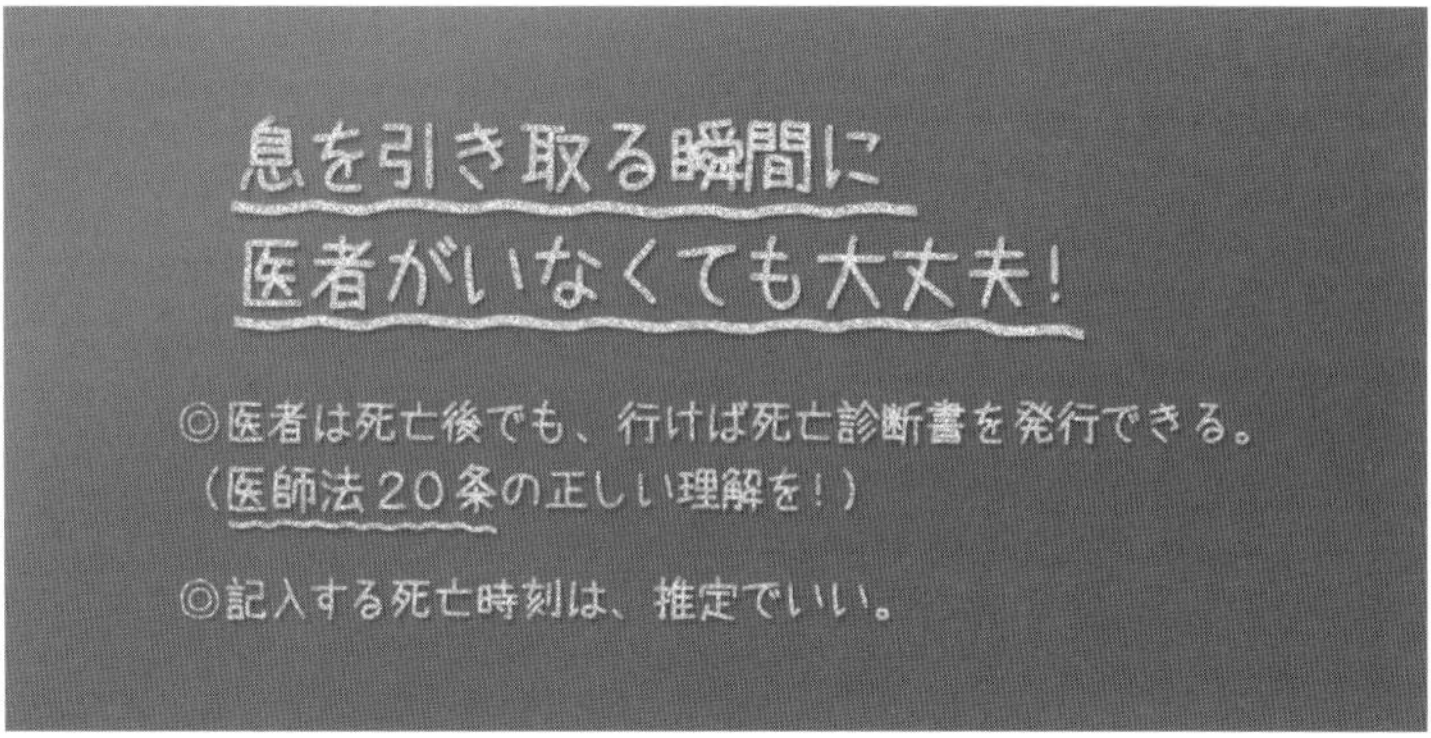

息を引き取る瞬間に
医者がいなくても大丈夫!
◎医者は死亡後でも、行けば死亡診断書を発行できる。
(医師法20条の正しい理解を!)
◎記入する死亡時刻は、推定でいい。

これは異状死体を見たら24時間以内に警察に届けなければいけないという内容だが、医師法二十条にも二十一条にも「24時間」という言葉で出てくるため、多くの医師は混同してしまうのだろう。同じ24時間でもそれぞれの意味はまったく違うのに、どちらにも登場するので、混同が起きたのだろう。あまりに誤解している人が多いため、平成24年に厚生労働省から、医師法二十条の解釈について通知が出たほどだ。

いずれにしても、医師法二十条という昭和24年にできた非常に大らかな法律があるからこそ、自宅での平穏死が実現できている。がんであれ認知症であれ、自宅で枯れるように穏やかに死んでいくときに、医療者がずっとそばについて看ているわけにはいかない。呼吸停止の後から行って、体の表面に異状はないか、す

2つの「24時間以内」

医師法20条：24時間以内に診ていれば往診不要
（看取りの法律）　（昭和24年）

医師法21条：24時間以内に警察に届けが要る
（異状死体の法律）　（明治7年）

◎昭和24年にできた法律が平成24年に再び議論された。
◎実に多くの医師が、20条と21条を混同している事実！
法律の誤解が、在宅看取りの阻害因子になっている。

なわち殺人ではなく病気で死んだのである、すなわち「自然死」であることを確認すれば、死亡診断書を発行できる。そして死亡時刻とはだいたいの推定でかまわない。それが知っておきたい看取りの法律、医師法二十条なのだ。

そもそも私もよく「看取った」という言葉を使っているが、正確に言えば、私は看取っていない。患者は自然に死に、私は死んだ後で駆けつけて体表異状がないことから「自然死」であることを確認して死亡診断書を書いているだけだ。在宅看取りは法律に基づいて行われていることを意識してほしい。本書で述べた正しい法律の知識があれば、平穏死や在宅看取りをまったく恐れる必要はないことが理解できるだろう。

「孤独死」と「平穏死」は紙一重

独居の高齢者が増加している。上野千鶴子氏の著書で有名になった「おひとりさま」という言葉を使わせて頂く。「おひとりさま」の場合、一般に在宅看取りは難しいと考えていないだろうか。病院ではよく「この患者は独居だから在宅は無理」と判断される場合が多い。しかしこれは誤りである。**「おひとりさま」こそが、確実に平穏死できる。なぜなら**

それを邪魔する家族がいないからだ。以上が私の考えだ。今後、「おひとりさま」が標準となる。

「おひとりさま」の穏やかな最期は、かかりつけ医がいて、介護保険を上手に使うことで願いが叶う。**「おひとりさま」でも、いや「おひとりさま」だからこそ、最期まで家で普通に生活できる、そして平穏死できるという事実を、まずは医療者に知ってほしい。**

この文章を書いているつい先ほども、ヘルパーさんが朝9時に家に入ると、患者さんは既に亡くなられていたそうで、「既に息がありません」との連絡を頂いた。「そろそろかな」と思ったならば、ケア会議などで「もし家を訪ねていて死んでいたらどうするか」という打ち合わせを多職種で事前に行うことが大事だ。そうすれば、いざというときに慌てなくてすむ。慌てずにかかりつけ医に連絡をもらえれば、後から家にいって、死亡診断をして死亡診断書を書けば、それは「平穏死」である。

しかし、もしヘルパーさんが毎日入っていなかったり、ご近所との付き合いがまったくなかったりして、気づくのが遅ければ、警察が入って検死を行うことがある。するとそれは、「孤独死」と言われるかもしれない。

平穏死と孤独死は、実は紙一重だ。どちらもよく枯れているだろうが、後者は警察が入り孤独死と言われる。今後、「おひとりさま」は確実に増加する。あとから孤独死と揶揄されないよう、普段からご近所さんとの関係をつくっておきたい。「おひとりさま」を巡っては、今後、地域のかかりつけ医、訪問看護師、ヘルパー、ケアマネ、医療、福祉、民生委員などとの連携が今まで以上に大事になる。

地域包括ケアに欠かせない「看取り研修」

これからは、中学校区の街全体を「一つの病院」と考える時代になる。それを地域包括ケアという。そこには、介護職や福祉職など、20もの多職種がかかわる。最期まで看るためには、看取りの法律は、医師のみならず、介護施設の職員や在宅医療・介護スタッフも含め、皆に周知しなければいけない。

今後、地域の多職種を対象とした看取りに関する研修は必須だろう。医者一人が「平穏死を叶えさせたい」と頑張ったところで、看護師やケアマネ、ヘルパーが理解して、実践してくれなければ「おひとりさま」の平穏死は叶わない。

法律を知らないケアマネやヘルパーが慌てて救急車を呼んでしまうことがよくあるからだ。そのまま家で看取れば自然な最期を迎えられたのに、救急車に乗せられて病院に連れて行かれた結果、管だらけの最期になった、ということもよくある話だ。あるいは、既に亡くなっていたら救急隊は警察に電話をして、警察の取り調べを受けることになる。

日本は法治国家だから、医療者と言えども正しい法律の知識は必須だ。地域包括ケアや看取りの市民啓発が今後の医師会の大きな責務になる。そんな話をあちこちで書いているうちに、全国各地の医師会から講演に呼ばれ、実に多くの皆さまと意見交換をさせて頂く機会を得ることができた。今後は、それぞれの地域で語り部が増えて、看取りの文化が育まれていくことを願っている。医師一人ががんばるのではなく、地域に看取りの文化があってこそ、平穏死が実現されると考える。平穏死は、多職種連携の中にある。

第16章のポイント

- 看取りの法律、医師法二十条を多くの医師や市民が誤解している。法律の正しい知識が在宅での平穏死には必須である。
- 「おひとりさま」が一番、平穏死の願いが叶いやすい。
- 平穏死と孤独死は紙一重である。どちらもよく枯れているが、主治医が死亡診断書を書くか、警察が検死をするか。
- 地域包括ケアの推進のため医師会が主導して多職種と看取り研修を行うべき。

第17章

在宅での平穏死

在宅死が死の基本形

人類の歴史を振り返れば、99・9％が在宅死であった。ところが、現在は日本人の最期の場所は8割が病院で、自宅は1割である。日本で在宅死と病院死の割合が逆転したのは、1976年（昭和51年）のことである。

病院死が在宅死を上回っているのは、アジア諸国の中では、日本を含めて3カ国のみだ。韓国では2003年に、台湾では2012年に逆転した。台湾は、もともと病院では死なせない文化があった。病院で死にそうになったら、慌てて家に連れて帰り、無理矢理でも家で看取る。病院で亡くなったら魂がそこに残ることを恐れるからだ。看取るのは医師ではなく、地域の長老、日本で言うところの民生委員のような人だ。そうした看取りの文化がある台湾にすら、病院死の時代が来た。病院死が徐々に増え、ついに逆転してしまった。しかし、人類の歴史でみたら、現在は特殊な病院バブルの時代だ。

病院医療を家に持ち帰るのが在宅ではない

在宅医療に対する医師の考え方は、世代によって違うように感じる。往診が当たり前だった時代から開業している第一世代の在宅医は、困っている患者さんがいれば医師が往診するのが当たり前という考えを持っている。次に、私も含めた50代、60代の第二世代の在宅医は、病院死が在宅死を上回ってから、介護保険が始まる2000年の間に在宅医療を始めた。私も1995年から在宅医療をやっているが、当時は、往診という言葉しかなかった。

第三世代は、介護保険以降に在宅医療を始めた在宅医だ。30代、40代とまだ若く、中には、在宅でも病院と同じような密度の濃い医療を行うことが良いことだと考える医師もいる。たとえば、鎖骨の下から点滴を入れる高カロリー輸液を積極的に行ったり、まるで病院の病室を自宅に持ち込むような感覚で在宅医療を行っている医師もいる。ちなみに私は、病院の医療を家に持ち帰ることが在宅医療ではない、と思っている。それは「治す医療」と「支える医療」の違い、と言っていいだろう。

よく**「キュア」から「ケア」へ**、と言われるが、決して二者択一という命題ではない。両者のバランスが大事であると解釈すべきスローガンであろう。医療の力で病気を完治させたり、たとえ治せなくても苦痛をしっかり取ることが大切。一方で、医療だけではカバーできない部分を、ケアの力で本人が満足し、笑えるように支えることもとても大事だ。

病院というのは、悪い部分にばかり目を向ける場だ。隠れたあら探しをし、治そうとするのが病院医療だ。一方で、在宅医療では悪いところには目をつぶる。その分、良いところに目を向ける。たとえ寝たきりでも、言葉がわかり、漫才のような掛け合いができる人もいる。歩けなくても、歌が歌えたり、俳句が上手な人もいる。子どもの教育と同じで、良いところを伸ばすのが在宅医療。長所を伸ばし、快適に生活できるように支えるのが在宅医療の基本だ。つまりは、病院で行う医療を地域に、家に持ち帰るのが在宅医療ではなく、両者はめざすところがまったく違う。

主役は訪問看護師――訪問看護制度の複雑性を理解する

言うまでもなく、在宅医療の主役は医師ではなく訪問看護師である。医師は、診察して診断して必要な指示を出すのが仕事。医師自身が点滴や採血を行うこともあるが、大半は訪問看護師さんが行ってくれる。日々のケアや状態観察、家族やヘルパーさんへの指導などを行ってくれる訪問看護師さんなしでは、在宅医療は成り立たない。

ただし、訪問看護制度は診療報酬改定のたびに複雑になる一方だ。末期がんや難病などの訪問看護は医療保険で行い、それ以外の慢性疾患には介護保険で行うことになっている。したがって、介護保険下で訪問看護を行うにはケアマネジャーに頼んでケアプランに入れてもらわなければいけない。しかし、既に介護保険の枠がいっぱいで、困ることがよくある。

訪問看護が医療保険と介護保険の両方にまたがっているのは、制度の不備であると、私は書籍や講演の中で再三再四指摘してきた。しかし最初から間違っていた制度は15年間まったく変わらない。

医療保険は〝55歳〟、介護保険は〝15歳〟だから、40歳差の「年の差婚」のようなものなのだが……。とはいえ、もし変わらないのであれば、複雑な制度を十分に理解した上で上手に活用するしかない。つまり特別指示書の活用や、みなし訪問看護の活用などもっと工夫をすべきだ。

「食支援」が重要

これからの在宅医療で大事なことは、食支援だと思う。病院では、一部、特別食や選択食などあるものの、基本的には画一的な食事だ。一方、自宅では、毎日好きなものを食べるのが基本である。この食を支える人たちは、看護師、管理栄養士、薬剤師、言語聴覚士といったスタッフたちだ。

ところで、病院には栄養サポートチーム（ＮＳＴ）がある。このＮＳＴ、病院の中だけのものと思っていないだろうか。緩和ケアが生活の中や地域の中にあるように、栄養管理も地域の中にもあると考える。これは「在宅ＮＳＴ」と呼ばれ、管理栄養士が主役になって患者宅を訪問し、食べることを支える活動をしている。自己負担は５００円強だが、利用者はまだ少ない。理由の一つは、そのような制度があることが知られていないから。もう一つは、訪問してくれる管理栄養士がまだまだ少ないからだ。蛇足だが当院には4人の管理栄養士が在籍していて、訪問指導もしている。

訪問薬剤師と訪問看護師による多剤投薬の改善

在宅療養を頼まれて訪問すると、10種類も20種類もの薬を服用している患者によく出会う。高齢になると、病気は増える。そのたびに新たな病院、あるいは新たな診療科にかかるため、自然に薬が増えていくのだ。

多剤投薬は、在宅医療で頻繁に遭遇する問題だ。多剤投薬への対応には、訪問薬剤師と訪問看護師のかかわりが欠かせない。両者が相談し、医師が最終的に決断して、一つずつ減らしていくということを繰り返す。一気に減らすわけにはいかないため、階段状に減らしていくわけだ。

在宅医療は、訪問看護師、訪問栄養士、訪問薬剤師たちの協力なしには考えられない。

今後、彼らの活躍の場はどんどん地域に広がっていくと思う。

第17章のポイント

- 在宅死は人類の歴史から見れば死の自然型。
- 在宅医療の主役は訪問看護師。
- 在宅医療の柱は、多職種による食支援。
- 多剤投与や服薬管理への対応は、訪問薬剤師に。

第**18**章

在宅平穏死の実際

望まざる在宅の増加

2014年4月の診療報酬改定で、「在宅復帰率」が重視されるようになった。一般病棟の7対1入院基本料の施設基準には、在宅復帰率75%という条件が加わり、これをクリアしなければ経営が厳しくなる。療養病床では、在宅復帰機能強化加算の施設基準として、在宅復帰率50%という条件が取り入れられた。つまりは、急性期の病院も、慢性期の病院も、在宅復帰率を気にして運営しなければいけなくなったということだ。

これまでは、家が好きな人だけが患者や家族の意思で家に帰っていたが、これからは、望むと望まざるとにかかわらず、家に帰されるようになる。患者や家族にしてみれば、「追い出された」「捨てられた」と感じるだろう。実際、そんな声をよく聞く。

しかし、一般の人は診療報酬改定で条件が変わったなんて知るよしもない。政府や医師会は、こうした医療制度の変更について、患者や市民にしっかり啓発をし、理解を求めなければいけない。

末期がんに冗長な退院調整は不要！

末期がんの患者さんの平均在宅療養期間は1カ月半と言われている。しかし退院調整と称して1週間ほど病院内で会議を行っている間に、退院できないまま亡くなってしまうことがよくある。いったん入院するとなかなか出してもらえないのが病院という場所だ。すなわち、退院調整や退院支援を受けなければ出してもらえない。診療報酬の都合もある。本人は「今すぐ家に帰りたい」と言っているのに、なかなか帰してもらえず、そうこうするうちに病院で管だらけになって死んでしまう……。

私は、末期がんに冗長な退院調整や退院支援は要らないと思う。病院側はよく「家に帰したいが、状態が悪いから帰せない」「熱が出たので帰せない」と言う。しかし、末期がんの患者さんなのだから、状態が悪化するのは当たり前だ。熱だなんだと言っていたら永遠に（死ぬまで）病院を出ることはできない。もし本人と家族が本気で在宅療養を希望するのであれば、できるだけ早く帰してあげるのが、良い医療だと思うのだが。

そしてそもそも「帰す、帰さない」という言葉はあまりにも上から目線の言葉ではないのか。「自分たちが管理している」という意識が、人生の最終章における患者の希望を踏みにじってもいいというのであれば、とんでもない思い違いをしていると思う。

笑顔いっぱいの在宅導入期

病院を退院して在宅療養を始めた患者さんは、1、2週間でみんな元気になる。家に帰ったというだけで元気になり、痛みが和らぎ、食べる量も増える。家に戻ってから、在宅生活に馴染んできて症状が安定している期間を「導入期」と呼ぶ。この導入期が、在宅医としては本当に楽しい。末期がんの患者さんの場合、導入期は1週間程度で終わることもあるが、その間に、いろいろな話をしたり、小旅行に行ったり、「生」を楽しんでもらっている。

発熱に始まり発熱に終わる

在宅医療で、患者、家族、あるいは介護施設から電話がかかってくるのは、8割方が発熱だ。肺炎や胆囊炎など、いろいろな理由で発熱する。電話をもらって、すぐに駆けつけることができない場合があるため、事前に置き薬を置いて備えておく。そして、看護師やヘルパーなど、頻繁に患者宅を訪問する多職種と、在宅での発熱管理や痛みの管理、排泄の管理などの勉強会を重ねておくことが大事だ。在宅医療は発熱に始まり、発熱に終わる。

患者さんの生活は一人ひとり違うため、在宅医療では予想していなかったこと、困ったことがたびたび起こる。そのたびに、ケアマネジャーに関係者を招集してもらってサービス担当者会議（ケア会議）を開き、皆で話し合っている。その際、患者さんに聞かれたくない内容でなければ、患者さんにも入ってもらうことが肝心だ。

また、本人だけでなく家族にも会議に当然、入ってもらう。だから、ケア会議は朝一番や夜に行うこともある。ほとんどの家族は昼間は働きに出ている。訪問看護師もケアマネジャーもヘルパーも在宅医も、皆、忙しいため、昼に集まってケア会議を開くのは無理な場合がある。そんな場合、朝一番や夜は比較的集まりやすいため、あえて時間外にケア会議を行うこともある。

顔の見える連携から腹の見える連携へ

「医療と介護の連携が大切」とは以前から言われ続けている。しかし、言われ続けているのは、連携ができていないからこそだろう。医療と介護は、やはり世界が違う。多くの医療職は介護職を下に見ているし、一方で介護職は医療職を煙たく思っている。それでは、連携は当然成り立たない。真の連携を結ぶには、よく「〝顔の見える連携〟が大事」と言われる。私はそれだけでは不十分で、**〝腹の中が見える連携〟**が大事だと思っている。そのためには、一緒にご飯を食べる、一緒に酒を飲むといった仕事以外のコミュニケーションも必要だ。

私のクリニックがある尼崎南部では、「尼から連携の会」と称して、2カ月に1回地域の多職種が集まり勉強会と懇親会を開いている。35回を数えるが、テーマは、「看取りの実際」「おひとりさま」「生活保護」「後見人制度」など、多職種が興味があるもの。当院のケアマネジャーが立ち上げた「どないかせなあかん会」と井戸端会議が合体してできたものだ。その尼から連携の会では、事例検討も含めた勉強会を行った後、皆で宴会をする。医師会長や市長や患者会や家族会なども参加する。地域包括ケア推進には、地域でのこまめな勉強会の開催と懇親会での意見交換が大切である。

家族への予期悲嘆の実行

家族へのバッドニュースは、早めに話し合っておくことが大事だ。発熱の管理や痛みの管理にしても家族との事前の話し合いが大事である。また、「もし息苦しいと言ったら?」「もし血を吐いたら?」など、想定できる状況について事前に多職種でシミュレーションをしておく。その中で、死の話も少しずつ入れておく必要がある。死期が近づけば近づくほど、家族と「もし死んでいたら」という話を繰り返し話すようにしている。


「もし、今日死んだらどうしますか?」

「救急車を呼びます」

「いや、そのときは私（在宅か主治医）に電話して下さい」

「先生が来られなかったらどうするんですか?」
「すぐに電話に出られなくても、必ずすぐにかけ直しますから」

あるいは、「葬儀はどこに頼みますか」「死に装束は決めていますか」など、死後の話もする。

こんな話をしながらシミュレーションを重ねる。死期が近いことを薄々感じていた家族は、リアルなものとして死をとらえるようになり、泣く。しかし、そこで覚悟ができる。「予期悲嘆」という言葉がある。死の予行練習のようなものだ。死のシミュレーションを行うと家族は泣くが、予行練習を行うことで、本番で慌てないですむ。

死を間近に控えた人の家族に死の話はタブーではないか、と思うかもしれない。私は、決してタブーではなく、時間をかけて話すべきだと思う。相手のショックを考えず、いきなり切り出すのはよくないが、バッドニュースほど上手に前もって伝えておくべきだ。そう確信したのは、ある男性の患者さんの家族から言われた一言がきっかけだった。

実は昔は私も、死の話をしていいのだろうかと心配しながら話していた。ところが、夜に1時間ほどかけて話をしたところ、その家族は、非常に喜んでくれた。そして、「それが一番聞きたかったんです。不安で不安で仕方なかったのですが、聞いたら安心しました。これで安心して過ごせます」と言ってくれた。

一見不謹慎に思えることも、上手に前もって伝えれば、いざというときの覚悟ができる。ただ原則、本人には伝えない、本人に聞こえないように、別室や家の2階、あるいはクリニックで集まったり、場合によっては喫茶店で集まることもある。

この死のシミュレーションに、最低でも30分はかける。その中で家族に最後に言うことは次の三つだ。「慌てないで」「救急車を呼ばないで、私に電話をして」「じっと待ってて」という三つ。「他のことは全部忘れていいから、この三つだけ覚えておいて」と伝えている。

バッドニュースはゆっくり話して家族に事前に泣いてもらうというのが、実は看取りの最大のコツだ。

「電話看とり」

死ぬ瞬間に医療者がそばにいる必要はない、と先に述べた。「電話看取り」という言葉を使うが、家族やヘルパーから「今、息を引き取りました」という電話を受けて、「そうですか。今は○時○分ですね。これで死亡診断書を書きますね」と、電話での会話が看取りになることもある。というのは、その後、自分が行くことができなければ、代理の医師が行くこともあるからだ。在宅主治医である自分がかけつけるのが一番だが、情報を共有していれば、他の医師でもいい。電子カルテを共有しているところもある。

ところで、深夜の2時、3時の看取りでは、患者宅に行くか行かないかは様々だ。医師自身の考えにもよるし、年齢にもよる。そして、家族によっては朝まで待てない人もいる。どんなに話しても「不安だから来てほしい」と言われることもある。そういうときには何時であっても行く。

一方で、深夜に亡くなっていても、翌朝、連絡をくれる家族もいる。「先生、実は夜中の3時に亡くなったのですが、先生は疲れていると思うから電話しませんでした」と。本当にうまく信頼関係が築けていれば、家族のほうが医師を気遣ってくれる。

あるいは、非常に疲れていて、睡眠不足な日々が続いていれば、夜遅くに顔を出し、「もし今晩3時以降だったら、申し訳ないけれど今夜はゆっくり寝たいから、朝8時に電話して」と、伝えておくこともある。「遺体は触ってもかまわないし、拭いても、ひげをそってもかまわないからね」と伝えておくと、その通りにしてくれる。しかし、それは家族と信頼関係があってこそできる会話だ。死んでから大慌てするのではなく、それまでの関係性、それまでの準備が大事だ。

亡くなった直後にどんな話をするのか

看取りのとき、息を引き取ってからいくら時間が経っていても必ず聴診器を当てることにしている。なぜなら、「医者だったら聴診器くらいあててくれ」と、一度怒られたからだ。息を引き取っていることはわかっているのだから、聴診器に医学的な意味はないが、本人と家族に対する礼儀のようなものだ。

そして、必ず家族をねぎらう。「よくがんばったね、おかげで平穏死できたね」「おかげで大往生できたね」「あなたたちも大変だったね」と。なぜなら、看取り人は家族だ。「おひとりさま」は自分の覚悟さえあれば平穏死することができるが、家族がいれば、ほとんどの家族は病院に入れてしまう。見えないところに預けたほうが、家族にとっては精神的にも肉体的にも楽だからだ。

家で看取るということは、自分たちが当事者になって介護をしてきたということだ。仕事を休まなければいけなかっただろうし、自分たちの生活もそれまで通りというわけにはいかない。そこまでやってくれた家族に「ありがとう」と言いながら、一緒にご飯を食べることもある。コーヒーを飲んだり、パンを食べたりしながら、皆、笑っている。一種のハイになっているのだ。また、息を引き取った直後に一度泣いているため、もう涙は出尽くしている。ワーッと泣いても30分か1時間で終わる。だから、私は少し時間が経ってから着くようにしている。

その際、大事なのは、「電話看取り」の中で死亡時間を確定させることだ。たとえば、

「今、死にました」という連絡を受けたら、「本当にもう息をしていないね」と、その場で1、2分待って、「じゃあ、死んだ時間は今3時だから、午前3時と書くね」と伝えた後、「でも、私は朝の8時に行くからね」と具体的な時間を確定しておくと、家族は安心する。いつ来るかわからない、連絡がつくかどうかもわからないという状況では、不安で待つことができない。しかし、連絡が取れて、来る時間がわかっていれば待っていてくれることが多い。

葬儀社との連携

昔は、「葬儀屋さんにも連絡していいよ」と家族に伝えておくと、私が着く前に葬儀社が来て、きれいにしてくれて、行ったら患者さんはもう棺桶の中……ということもあった。しかし今は、葬儀社によっては、マニュアルがあり、医師が来るまでは遺体に触れてはいけないことになっているそうだ。

しかし、遺体は時間が経つと固まってしまう。たとえば、夜中の3時に亡くなって、朝8時に医師が来るのを待っていたら、その間に固まってしまう。だから、「一息ついたら葬儀屋さんに連絡していいよ。夜中でも葬儀屋さんは1時間以内に来てくれるから」と伝えている。そして、葬儀社は必ず家族に「医師は来てくれましたか?」と聞くため、そう聞かれたら「『来てくれました』と答えなさい」と教えている。電話看取りは、患者さんをみて死亡確認をしたのに等しいのだから、と。さらに、「死亡診断書はありますか?」も葬儀社から必ず聞かれる質問だ。これには「朝8時に持ってきてくれると聞いています」と伝えれば問題ない。

葬儀社によって考え方に違いはあるが、できるだけ在宅医療の市民フォーラムに葬儀社を呼ぶなどして、市民の前ですり合わせをしている。

場合によっては、亡くなる前に葬儀屋さんの話まですることもある。そこまで聞けば、家族は安心する。家族にとっては、家で看取るというのは不安だらけだ。ほとんどの人にとって初めてのことなので、わからないことばかりであり、「本当に家族で看取っていいんだろうか」「警察に捕まるんじゃないか」と思っている人は多い。だからこそ、具体的な手順を一つずつ事前に教えてあげると、疑問が解決し、安心する。

救急隊との連携

地域での多職種連携の先に「看取り」がある。とはいえ「看取り」に至る前の救急隊との連携は今後ますます重要になる。たとえばまだ終末期ではないと思われている在宅患者が急変したとき、助けられる命はしっかり助けなければいけない。特に非がんの場合、在宅と病院の連携体制の構築なくして穏やかな看取りはないと思う。一方、死期が予想された患者さんがその通りに亡くなったとき、家族や介護者が慌てないことを事前に説明しておくことが何よりも重要である。慌てた介護職が救急車を呼んでしまうケースがあるからだ。

そんなときに、もし救急隊員に看取りの法律の知識がなければ、既に死んでいる人を乗せて病院に運ぶことがある。いわゆる「死亡搬送」だ。遺体を運び込まれた病院側も困るし、帰りは寝台車を呼んで家に帰さなければいけないのだから、家族にも負担がかかる。しかし**「死亡確認は病院で」と思い込んでいる救急隊員がいまだに多くいる**。あるいは既に死んでいる場合、警察に連絡をする救急隊員もいる。平穏死の看取りのはずが、一転して

「検死」になった、という話を全国各地で聞く。

救急隊や警察にも、平穏死や看取りの法律知識を持ってもらわなければいけない時代になった。**今後は、地区医師会などが主催する「看取り研修」には必ず警察と消防隊にも加わってもらうべきだ。**地域包括ケア時代を前に、全国各地で救急隊と在宅医の連携推進が始まっている。

エンゼルケアの実際

看取りのあと、ひげを剃ったり、顔や体を拭いてきれいにしたり、デスメイクをしたりすることを「エンゼルケア」と呼ぶ。人間は死んだ瞬間に、顔からスーと力が抜け、高齢者でもみるみる間に10歳は若返る。

エンゼルケアは医師が手伝うことがあるが、主に訪問看護師が行っている。できるだけ家族にも「一緒にやりましょう」と手伝ってもらうことが多い。私は中でも**お孫さんやひ孫さんと一緒にエンゼルケアをやることが大事だ**と思う。運よく長寿を得た人間は孫世代に自分の死に様をしっかり見せるのが最後の仕事だと、高齢者向けの講演会では必ず説いている。お孫さんはじいちゃん、ばあちゃんが死ぬと必ず大泣きする。人の死に様を生まれて初めて目の当たりにするからだ。エンゼルメイクを手伝いながら、しゃくりあげて泣くだろう。しかし彼らは、じいちゃん、ばあちゃんのことを一生覚えている。そして「人は死ぬ」、ということをまさに身を持って学ぶ。死を知らない若い世代への教育とは、自分のおじいちゃん、おばあちゃんの死を見せることから始まる。自分の地域でそうした看取りを100もすれば、おのずと近所の人も家で死ぬことを学ぶ。よく「看取りの文化」と言われるが、こうした日頃の地道な活動の結果にあるのだろう。

もし長生きできたら、孫や曾孫に死を見せること

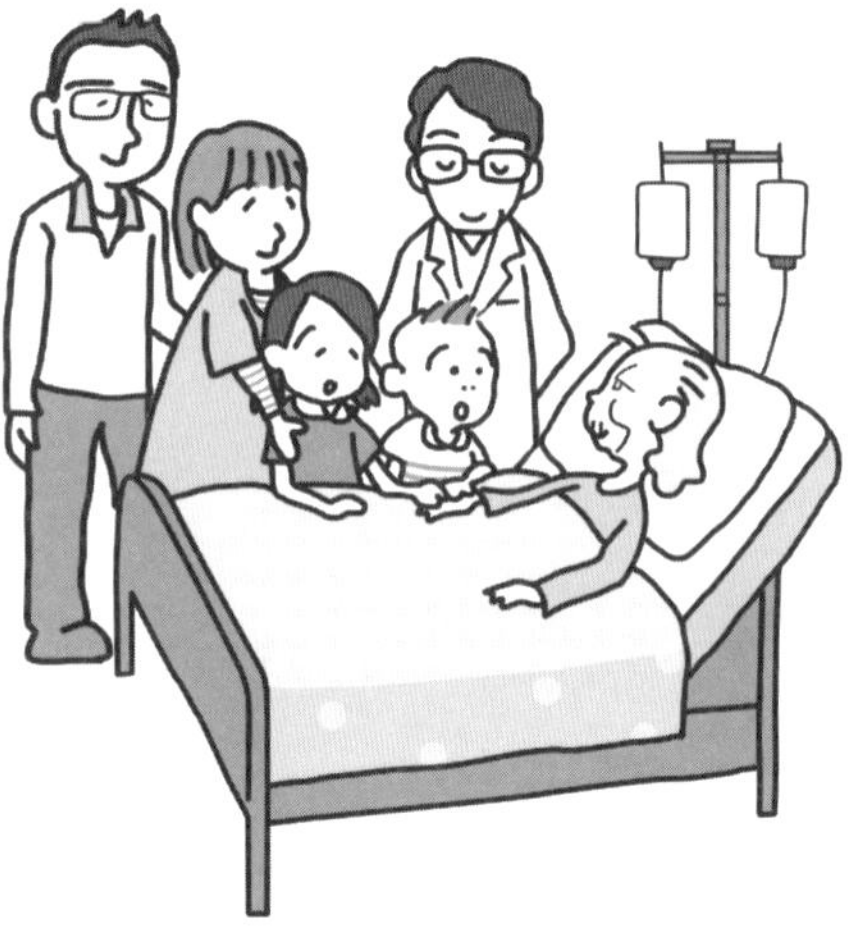

私は看取りの後も毎週、その家を、あたかもその患者さんがまだ生きているかのように同じ曜日の同じ時間に訪問することがある。特に親より先に子どもが亡くなった場合などは、四十九日まで、できるだけ毎週お線香を上げるようにしている。そうすることで、死んだら終わりではなく、「死んでもあなたの大切な人のことを私たちも忘れてはいませんよ」というメッセージをさりげなく送り続ける。これもグリーフケアの一つなのだろうが、そんな小難しい言葉を使わなくても、普通に手ぶらで「近くに来たので」と立ち寄るだけで、とても喜ばれる。

個人的な話で恐縮だが、私のクリニックでは「やよい会」という看取りを経験した家族の会を毎年3月に開催している。穏やかな最期だったとどんなに私が思っても、家族には必ずいろいろな想いが残る。平穏死であるかないかは関係ない。大切な身内を失えば、必ず誰でも大なり小なりの悲しみ、悲嘆が残らないはずはない。1年近くの時間が経った頃に、それをあえて口に出して、ときには泣いて、外に発散してもらう場が「やよい会」である。悲しみは内に閉じ込めるのではなく、外に表出することが大事だ。これもグリーフケアの一環である。病院においては、患者、家族とのつながりは死んだら終わりかもしれない。しかし、在宅医療では亡くなった後も家族とのご縁は続く。それが在宅医の楽しさかもしれない。

「エンディングノートは要らない！」の意味

流通ジャーナリストの金子哲雄さんは肺カルチノイドのため2012年に41年の生涯を閉じられた。彼を自宅で看取られた奥さまの金子稚子さんは夫が亡くなられた1年後に、『死後のプロデュース』（PHP研究所）という本を書かれている。その本の中には「エンディングノートは要らない！」という言葉が登場する。その真意とは、「死はエンドではないから」だという。

金子哲雄さんは、生前、葬儀など死の周辺の準備だけでなく、「死後のプロデュース」をいろいろやってから旅立ったという。一周忌に行う「金子哲雄を語る会」の開催は、彼自身が決めていた。「金子さんはまだ生きているけれど生憎今日は来られない」という設定で彼と親しかった人が集まり、金子さんについて語りあう会を開かれていた。これも金子さんが生前に考えたアイディアだと聞き驚いた。私も不思議なご縁があって、

「2013金子哲雄を語る会」にお邪魔させて頂いたが、非常に温かい雰囲気だった。

金子稚子さんは、『死後のプロデュース』の中で、やろうと思えば人間は自分の死後5年後も10年後もプロデュースすることができると述べている。哲雄さんがちゃんとやってきている、と書いている。実は私も、死はエンドではないと思う人間だ。死んだ後も、社会的には生き続けることができる。そして、看取りにかかわった医療者と家族との不思議なご縁も地域というキーワードの中、ずっと続いていく。こうした感覚こそが、地域の中で人間を診る医師の務めであろう。自分の地域で、穏やかな最期を見守り、残された家族をも守っていくというのが、地域における看取りであると思う。

第18章のポイント

- 顔の見える連携から、腹の見える連携へ。
- 家族に予期悲嘆を実行することが大切。
- 亡くなった後のこともあらかじめ想定し話しておく。

第19章

施設での看取り

正面玄関から見送る施設、裏口から出る施設

介護施設の入居者は皆、かなり高齢者なのだから、一番天国に近い人たちが生活している場とも言える。しかし介護施設での看取りの実態は実に多種多様だ。たとえば、特別養護老人ホームも、看取りの経験が豊富な施設と、一人も看取ったことがない施設に二極化している。昨年、高齢者施設での看取りの実態について調査を行う委員会の委員になり、アンケート調査の生データを目にする機会があった。結果は実にばらつきが大きい。歴史があっても、一度も看取ったことのない特養が結構あり驚いた。看取りについて勉強している施設と、勉強していない施設の差は歴然としていた。

熱心に勉強している施設では、入所者の一人を看取るたびに、正面玄関から見送ってい

るという。ちなみに、いまだに死をタブー視している「病院」では、ご遺体がそこを出るのは大抵裏口からだ。しかし、特養のような施設の場合、あえて正面玄関から見送るところもある。すると他の入所者も見送りながら「ここは本当に最期まで置いてくれる。私もああやって見送ってほしい」と安心し、むしろ信頼を得られるという。

看取りの経験ゼロのスタッフも

一方、若い介護スタッフが多い施設では、看取りの経験がまったくないところも多い。死んだ人を一度も見たことのない介護職員が夜勤をしているわけだから、看取りが怖くて仕方がないのだろう。ときには、夜勤スタッフのほうが精神的に耐えられないこともある。認知症のグループホームでは1ユニットの定員9人に対し、夜勤はたった一人になる。ある日の夜、あるグループホームの夜勤スタッフから「しんどいです」と電話があり、かけつけると、危ないはずの入居者は穏やかに寝ていて、当直スタッフのほうが過換気症候群になっていたこともあった。

あるいは、不安のあまり、血圧や酸素濃度をやたら測りまくる介護スタッフもいる。[30]

分ごとに測定したバイタルサインを携帯メールやＦＡＸで送って来ることもある。穏やかで何の問題もない終末期なのに静かに見守ることができないのは、病院も介護施設も同じことだ。バイタルサイン依存症と私は命名している。「そろそろ今晩あたりかな」という日は、夜10時頃に施設に顔を出して、夜勤スタッフに「ちゃんと看取って下さいね」と話をする。しかし「先生、今夜看取るにはバイタルサインが悪すぎます！」と真顔で言われたことがある。ここまでくると笑い話だ。しかし、これが介護現場の実態である。やらないといけない、と頭ではわかってはいても体は死や看取りが怖くて怖くて仕方ないのだ。だからこそ、医療者が先導役になり看取り研修をしなければいけない。講師には地域の医師や看護師が必要だ。前述したように、消防や警察の連携も必須だ。医療職は、今後は、地域にある施設の看取りをサポートするという大きな任務があると思う。

施設の在宅医療には課題は山積しているが、今後、施設での看取りが国家的課題になるだろう。特養、老健、療養病床という介護保険三施設に加えて、有料老人ホーム、サービス付き高齢者住宅、グループホーム、小規模多機能、お泊りデイなど、様々な施設での看取りに共通する最大の特徴は、夜間に医師がいないことだ（病院を除く）。看取りを怖がる介護職員に「決して怖いものではない」と教えるために、地域での勉強会や研修会を定期的に開催するのも、地域の医師や看護師の大切な仕事である。

第19章のポイント

- 看取りを一度も行ったことがない施設も多い。
- バイタルサイン依存症に陥るスタッフもいる。
- 施設の看取りのサポートも在宅医の責務である。

第20章 病院での平穏死

平穏死できる病院、できない病院

平穏死できる病院が、最近増加している。病院に勤務する友人・知人が教えてくれることが増えている。しかし一昔前は、病院で平穏死に関する講演を行うことすら、タブーだった。長尾を呼んだものの、演題に「死」という文字が入っているだけで、慌てて会場が院外に変更になったこともあった。しかし今は、「平穏死について講演してほしい」と、病院からの依頼がたくさん頂く。そして、「なーんだ。やってみたら、長尾先生の言うとおりでした」と、患者が望む平穏死を叶えられるようになりつつある病院がたくさんある。

一方で、「そんなことは到底できない。うちの病院では点滴をつながない最期などありえない」と怒り顔で話す病院長もまだまだ多い。その病院長は「平穏死」というものを知らないし、信じていない。なぜなら、一度も平穏死を診たことがないからだ。

つまり**「犯人は私だった!」と職員の誰かが気がついた病院と、まだ誰一人気がついていない病院に大別される。**職員の誰かが気がついても「おかしな奴」扱いされるだけで、病院全体が変わるまでには、長い時間が必要だ。

日本看護協会からの依頼で、全国30数箇所の衛星中継をしながら「平穏死」の講演を3年連続で行った。全国の看護師さんから頂いた約1000通の便りには、「私も長尾先生の言うとおりだと思います。しかしうちの病院では医者が平穏死を全然理解できないので、今も全員に過剰な終末期医療が続いています。可哀そうです。なんとかして下さい」というような趣旨のことが多く書かれていた（私の個人ブログに病院看護師からのすべての感想文をアップしているので興味のある人は読むことができる）。病院における平穏死の現状が、看護師からの便りを経て伝わってくる。

病院は、平穏死できる病院と、できない病院に大別される。平穏死できる病院が増えてきたとはいえ、まだまだできない病院のほうが圧倒的に多いのが現実である。実際、大学病院やがん専門病院の廊下を歩きながら左右の病室を覗くと、たくさんの管に繋がれたうつろな目をした終末期の患者さんばかりが目に入る。医療が進歩すればするほど、終わりがわからなくなるからだろう。しかし患者さんだけでなく、病院の医療者も終末期を感じなければいけない。**多くの病院では、生は想定するが、死を想定していない。死は常に想定外。**だからギリギリまでできることをすべてやるのが病院という場だ。

結局、病院では平穏死できないのではなく、病院のトップが知らないだけだ。病院長こそ、平穏死について勉強してほしい。早く「犯人は私だった」と気がついてほしい。病院の管理者が大抵「病院で死の話なんて縁起でもない」と言うが、いまどきの特養では1階のロビーで平気で平穏死の講演をしている。死の話を、本当に死にそうなおばあちゃんたちが平気な顔で聞いている。話が終わると、「ええ話でしたわー。これで安心してあの世に行けます」なんて言って誉めてくれる時代である。

愚痴ばかり書いてしまった。しかし、光明もたくさんある。複数回、講演に呼んでくれた病院から「話を何度も聞くうちにだんだんわかってきた」と、1例、3例と平穏死を経験する病院も出てきた。複数例経験すれば、その病院では患者が望めば平穏死が叶う病院に変わることができる。

国会では超党派の186人の国会議員が、「終末期の医療における患者の意思を尊重する法律案」について議論している。繰り返しになるがマスコミが誤って伝え続けている「尊厳死法案」というものはこの国のどこにも存在しない。リビング・ウィルの法的担保が必要という話は、実は病院という場のためだ。なぜなら、在宅医療では普段から患者や家族と距離が近いため、文書がなくても、阿吽の呼吸で患者の意思を尊重しやすい環境にある。関わる医療者も病院ほど多くはない。一方、病院では人目も多く、在宅のように行かないことは容易に想像できる。忙しくて事前指示書やACP（アドバンス・ケア・プランニング）に取り組む時間的余裕などない、という声をよく聞く。その上、潜在的な訴訟恐怖もあり、ついつい過剰な延命治療が行われてしまいがちだ。

たとえリビング・ウィルを有していてもそれが叶わない場とは、ほとんどが病院と施設である。リビング・ウィルを尊重しなければいけないという法律案は、実は病院の医療に最も関係がある議論である。在宅では、看取りのほとんどが平穏死であるので、リビング・ウィルの法的担保を意識することはほとんどない。本書では国会で10年間も議論されているリビング・ウィルの法的担保とは、実は病院のためであることを強調しておきたい。

第20章のポイント

- 平穏死できる病院とできない病院がある。
- 看護師へのアンケートによると、大半が平穏死できない病院である。
- 医師が「犯人は私だった!」と気づくことが大切。
- 死は想定外ではない。平穏死の院内勉強会を繰り返すことが大切。
- リビング・ウィルの法的担保は病院のためのもの。

おわりに

多様化する医療のカタチ

在宅医も、昔ながらの町医者タイプから、がんの在宅専門医、神経難病の在宅専門医など、多様化している。私のクリニックでも、膝に注射したり、腰にブロック注射を打ったり、「ロコモ在宅」専門の整形外科医にも訪問してもらっている。医学が進歩すればするほど医療のカタチは多様化する。しかし患者さんの意思を尊重し、人間としての尊厳を守ることが根底にあることは変わらない。在宅医療がどれだけ多様化しても、その土台だけは忘れてはならない。

そして、看取りや平穏死は医師だけで実現できるものではない。地域包括ケアの中で行うものなので、多職種での研修が欠かせない。そして在宅のみならず病院においても平穏死できることが患者の願いであろう。がんでも認知症でも、人生の最終章になれば枯れて死ねる、穏やかな最期を望む人に寄り添える体制づくりが必要だ。

地域包括ケアとは「ち・ほう・ケア」──徘徊町づくり

地域包括ケアとは何か？ 地域包括ケアを短縮すれば、「ち・ほう・ケア」（痴呆＝認知症ケア）。つまり認知症になっても、安心してウロウロできる、地域で暮らし続けることができるような町づくりが必要な時代である。福岡県大牟田市はその良いモデルで、年に1回徘徊模擬訓練を行い、徘徊しても大丈夫な町づくりをめざして実践している（2015年8月からは、大牟田市は徘徊という言葉を用いることをやめ、認知症SOSネットワークとなった）。認知症の人は、狭い場所に閉じ込めると諸症状が必ず悪化するので、自由に移動するという尊厳を確保することが大切だ。

「平穏死」と言うとどうしても看取りの場面ばかりが強調されがちだ。しかし「穏やかな最期」はあくまでも「穏やかな生」の延長であり、結果にすぎない。決して目的ではない。充実した「生」の先にあるのが平穏死で、大切なことはいかに「生」を楽しむか。そしてそれを支えるのが地域包括ケアシステムである。

徐々に衰弱して在宅療養に移行した人は、元気な人よりは確実に死に近いところにあるので、前もってしっかり「心づもり」をしておくことが大事である。**比較的元気なうちから、終末期医療への希望を書面に書き残し医療者や家族などに向けてアピールしておく**ことをさらに啓発したい。つまりリビング・ウィルの勧めである。医療者から模範を示すべくリビング・ウィルを表明すべきだろう。一番簡単な方法とは2000円を払って日本尊厳死協会でリビング・ウィルを作成することだ（ホームページを参照）。そしてそのリビング・ウィルを示しながら、医療者や家族などと何度も話し合っておくことだ。つまりACP（アドバンス・ケア・プランニング）、心づもりこそが地域包括ケアの要であろう。病院ではカンファレンス、そして在宅ではケア会議のたびに、「心づもり」を重ねるプロセ

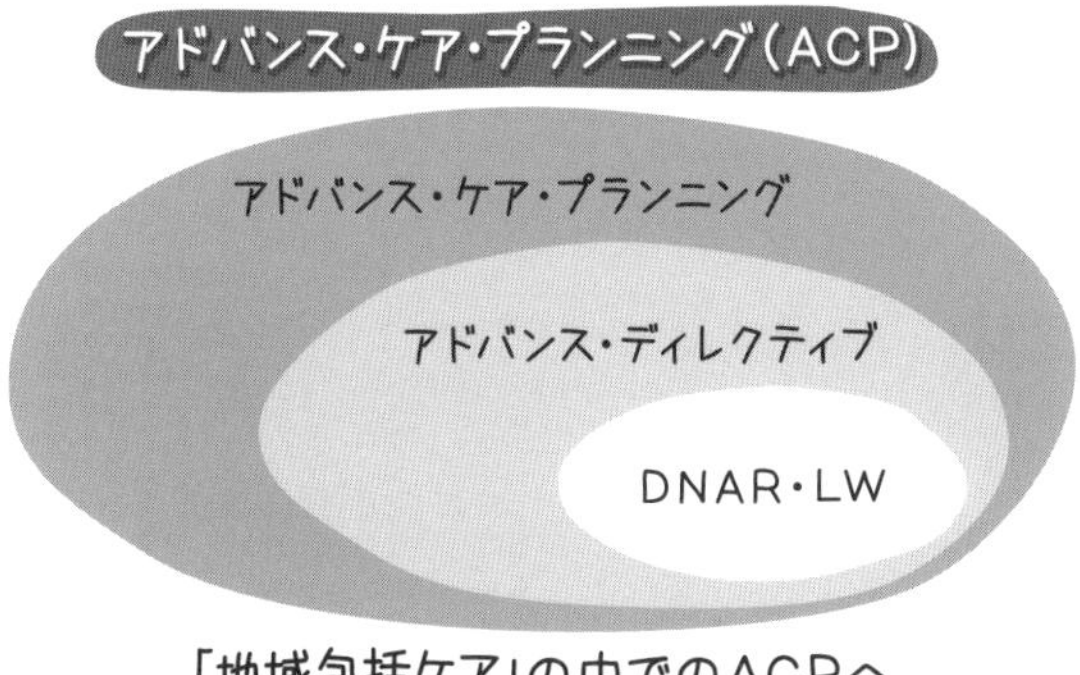
アドバンス・ケア・プランニング（ACP）
アドバンス・ケア・プランニング
アドバンス・ディレクティブ
DNAR・LW

「地域包括ケア」の中でのACPへ

スが大切である。

経済と尊厳は両立する

よく「延命治療にはお金がかかるから、平穏死なんだろう?」と言う人がいるが、決してそうではない。「経済と尊厳は両立する!」、というのが私の持論だ。社会は実はうまくできているのだが、邪心が混じるとうまくいかなくなる。

安倍晋三首相は2013年3月の参議院の予算委員会で、「人間の人生の最終段階における人間の尊厳と経済は分けて論じるべきだ」と述べた。私も同感であるが、なおかつ、人間の尊厳を保つことを優先すれば、結果的にお金もかからないと考えている。神様の采配ではないが、**経済と尊厳は両立するようにできていると考える**。尊厳とは、もちろん病気や障害があっても人間的に笑って生活することである。

私自身はなぜ、町医者として在宅医療を続けているのかと言えば、単純に楽しいからだ。あるイギリス人の認知症専門医は「**認知症は予測できないから面白い**」と言ったが、本当にその通りだと思う。人生いろいろ、認知症もいろいろで日々の診療は実に楽しい。医療者はとかく「ニンチ」という言葉でひとくくりにしがちだが、認知症はまさに人それぞれだ。そしてがんも臓器不全症も神経難病も同様に、予想どおりにはいかないからこそ従事していて面白い。

在宅医療も予測できないからこそ面白い。 3日で死ぬと思った人が1年、2年と生きることもあれば、あと数カ月かなと思った人が3日後に亡くなることもある。たとえ短くとも、毎日の生活に食と笑いと移動があれば、患者さんも家族も満足し感謝してくれる。人生は計算通りにはいかない。だからこそ、今日一日を楽しく生きられるよう、今生きている喜びを一緒に噛みしめ合いながら、しっかり寄り添いたい。きっとその先に患者さんが望む穏やかな最期があるのであろう。

「犯人は私だった！」、と大変失礼なタイトルを掲げたにもかかわらず、最後まで読んで頂いた方がおられたら、心から御礼を申し上げたい。そして、「**先生こそが、日本の終末期医療を変える主役ですよ**」と申し上げたい。安保法制にTPP交渉等々、国内外に難問が山積するなか、「どうすれば平穏死できるのか」なんて贅沢な議論ができる平和な時代がいつまで続くのかわからない。しかし「平穏死」を望む声が圧倒的である現在、町医者のささやかなメッセージが誰かのお役に立つことができたら望外の喜びである。

平成27年9月　長尾和宏

謝辞

本書の企画、編集においてお世話になった日本医事新報社の原田誠子氏に心から感謝申し上げる。筆の遅い私に実に1年半もお付き合い頂いた。

参考文献

本書は医師向けの書き下ろしであるが、以下の平穏死関係の拙著（一般書）を読んで頂くとさらに理解が深まると思うので紹介させて頂く。

【文献】

1 「平穏死」10の条件／長尾和宏／ブックマン社／2012年
2 胃ろうという選択、しない選択／長尾和宏／セブン&アイ出版／2012年
3 「平穏死」という親孝行／長尾和宏／アーススターエンターテイメント／2013年
4 家族が選んだ平穏死／長尾和宏、上村悦子／祥伝社／2013年
5 抗がん剤 10のやめどき／長尾和宏／ブックマン社／2013年
6 がんの花道／長尾和宏、藤野邦夫／小学館／2013年
7 「医療否定本」に殺されないための48の真実／長尾和宏／扶桑社／2015年
8 抗がん剤が効く人、効かない人／長尾和宏／ＰＨＰ研究所／2014年
9 ばあちゃん、介護施設を間違えたらもっとボケるで！／長尾和宏、丸尾多重子／ブックマン社／2014年
10 平穏死できる人、できない人／長尾和宏／ＰＨＰ研究所／2014年
12 病院でも家でも満足して大往生する101のコツ／長尾和宏／朝日新聞出版／2014年
13 長尾和宏の死の授業／長尾和宏／ブックマン社／2015年
14 「大病院信仰」どこまで続けますか／長尾和宏／主婦の友社／2014年
15 その症状、もしかして薬のせい？／長尾和宏／セブン&アイ出版／2014年
16 家族よ、ボケと闘うな！／長尾和宏、近藤　誠／ブックマン社／2014年
17 その医者のかかり方は損です／長尾和宏／青春出版社／2015年
18 長尾先生、「近藤誠理論」のどこが間違っているのですか？／長尾和宏／ブックマン社／2015年

長尾 和宏
（ながお かずひろ）

医療法人社団裕和会理事長
長尾クリニック院長
日本慢性期医療協会理事
日本ホスピス在宅ケア研究会理事
一般財団法人 日本尊厳死協会副理事長
全国在宅療養支援診療所連絡会理事
一般社団法人 エンドオブライフ・ケア協会理事
一般社団法人 抗認知症薬の適量処方を実現する会代表
関西国際大学客員教授
東京医科大学客員教授（高齢総合医学講座）

［略歴］
1984年　東京医科大学卒業 大阪大学第二内科入局
1984年～　聖徒病院勤務
1986年～　大阪大学病院第二内科勤務
1991年～　市立芦屋病院内科勤務
1995年～　尼崎市に長尾クリニック開業
2006年～　在宅療養支援診療所登録、現在に至る

［連載］
尼崎発　長尾和宏の町医者で行こう!!（週刊日本医事新報）
町医者だから言いたい!（朝日新聞の医療サイト アピタル）
他多数

犯人は私だった！

医療職必読！「平穏死」の叶え方

定価（本体1,800円＋税）
2015年11月1日 第1版発行
2016年 1月25日 2刷

著　者　長尾和宏
発行者　梅澤俊彦
発行所　日本医事新報社
www.jmedj.co.jp
〒101-8718　東京都千代田区神田駿河台2-9
電話（販売）03-3292-1555　（編集）03-3292-1557
振替口座　00100-3-25171
印刷所　ラン印刷社

ISBN978-4-7849-4516-0 C3047 1800E